全国中医药专业技术资格考试
中西医结合内科专业（中级）押题秘卷

《全国中医药专业技术资格考试中西医结合内科专业（中级）押题秘卷》编委会　编

中国中医药出版社
·北京·

图书在版编目（CIP）数据

全国中医药专业技术资格考试中西医结合内科专业（中级）押题秘卷/《全国中医药专业技术资格考试中西医结合内科专业（中级）押题秘卷》编委会编.—北京：中国中医药出版社，2018.12

全国中医药专业技术资格考试通关系列

ISBN 978 – 7 – 5132 – 5283 – 6

Ⅰ.①全… Ⅱ.①全… Ⅲ.①中西医结合 – 内科学 – 资格考试 – 习题集 Ⅳ.①R5 – 44

中国版本图书馆 CIP 数据核字（2018）第 235529 号

中国中医药出版社出版

北京市朝阳区北三环东路 28 号易亨大厦 16 层
邮政编码 100013
传真 010 – 64405750
山东临沂新华印刷物流集团有限责任公司印刷
各地新华书店经销

开本 787×1092 1/16 印张 8.75 字数 214 千字
2018 年 12 月第 1 版 2018 年 12 月第 1 次印刷
书号 ISBN 978 – 7 – 5132 – 5283 – 6
定价 39.00 元
网址 www.cptcm.com

答 疑 热 线 010 – 86464504

购 书 热 线 010 – 89535836

维 权 打 假 010 – 64405753

微信服务号 zgzyycbs

微商城网址 https://kdt.im/LIdUGr

官方微博 http://e.weibo.com/cptcm

天猫旗舰店网址 https://zgzyycbs.tmall.com

如有印装质量问题请与本社出版部联系（010 – 64405510）
版权专有 侵权必究

使用说明

为进一步贯彻国家人力资源和社会保障部、卫生健康委及国家中医药管理局关于全国卫生专业技术资格考试的有关精神，进一步落实中医药专业技术资格考试的目标要求，国家中医药管理局人事教育司委托国家中医药管理局中医师资格认证中心颁布了最新版《全国中医药专业技术资格考试大纲》。

为了配合新大纲的实施，帮助考生顺利通过考试，我们组织高等中医药院校相关学科的优秀教师团队，依据新大纲编写了相应的《全国中医药专业技术资格考试通关系列丛书》。

本书含 3 套标准试卷，按照最新版大纲的要求编写，根据历年真卷筛选出易考易错题，通过对历年真卷考点分布的严格测算进行设计，力求让考生感受最真实的全国中医药专业技术资格考试命题环境，使考生在备考时和临考前能够全面了解自身对知识的掌握情况，做到查缺补漏、有的放矢。同时供考生考前自测，通过练习熟悉考试形式、掌握考试节奏、适应考试题量、巩固薄弱环节，确保考试顺利通过。

目　录

- 中西医结合内科专业（中级）押题秘卷（一）（共42页）
- 中西医结合内科专业（中级）押题秘卷（二）（共42页）
- 中西医结合内科专业（中级）押题秘卷（三）（共43页）

试卷标识码:

全国中医药专业技术资格考试

中西医结合内科专业（中级）押题秘卷（一）

考试日期： 年 月 日

考生姓名：＿＿＿＿＿＿＿＿

准考证号：＿＿＿＿＿＿＿＿

考　　点：＿＿＿＿＿＿＿＿

考　场　号：＿＿＿＿＿＿＿＿

一、A 型题（单句型最佳选择题）

答题说明

以下每一道考题下面有 A、B、C、D、E 五个备选答案。请从中选择一个最佳答案。

1. 中医学的"肝郁脾虚"是
   A. 疾病
   B. 证候
   C. 症状
   D. 体征
   E. 状态

2. "五脏六腑之精气，皆上注于目"所反映的是
   A. 异病同治
   B. 同病异治
   C. 人体是一个有机整体
   D. 人与自然环境的统一性
   E. 人与社会环境的统一性

3. 症状的概念是
   A. 疾病的个别现象
   B. 疾病总过程的病理概括
   C. 疾病过程中的综合表现
   D. 疾病的全过程
   E. 疾病某一阶段的病理概括

4. 五行中火的特性是
   A. 曲直
   B. 稼穑
   C. 炎上
   D. 润下
   E. 从革

5. 下列五脏配合关系中，被称为"水火既济"的是
   A. 心、肾
   B. 心、肝
   C. 心、脾
   D. 肺、肾
   E. 脾、肾

6. 气机指的是
   A. 气的变化
   B. 气的升降
   C. 气的运动
   D. 气、血、津液等物质的互化
   E. 运动形式

7. 七情内伤致病，可直接伤及内脏。最易伤及的脏是
   A. 心、脾、肺
   B. 心、肺、肝
   C. 肺、脾、肾
   D. 肝、脾、肾
   E. 心、肝、脾

8. 发病的重要条件是
   A. 正气不足
   B. 邪盛而正未衰
   C. 邪气
   D. 正气与邪气的斗争
   E. 正衰邪盛

9. 不属于疾病基本病机的是
   A. 邪正盛衰
   B. 气血失常
   C. 外感六淫
   D. 阴阳失调
   E. 津液代谢失常

10. 为全身阴阳之根本的是
    A. 肝阳
    B. 脾阳
    C. 心阳
    D. 肾阳
    E. 肺阳

11. 孤府指的是
    A. 胃
    B. 心包
    C. 胆
    D. 三焦
    E. 膀胱

12. 肾为气之根,主要指的是
    A. 肾为五脏阳气的根本
    B. 主水液的蒸腾气化作用
    C. 主膀胱的气化开合作用
    D. 摄纳肺吸入清气的作用
    E. 为一身气化功能的根本

13. "虚则补之,实则泻之"所属的治法是
    A. 逆治法
    B. 从治法
    C. 治标法
    D. 反治法
    E. 三因制宜

14. "气归精,精归化"之"气"是指
    A. 药食之气
    B. 卫气
    C. 人体之气
    D. 肾气
    E. 药物之气

15. 《素问·脉要精微论》认为,诊法常以何时最适宜
    A. 鸡鸣
    B. 平旦
    C. 日中
    D. 日西
    E. 合夜

16. 小青龙汤证与桂枝加厚朴杏子汤证均见喘,其主要区别在于
    A. 有无表证
    B. 有无内热
    C. 有无水饮
    D. 有无烦躁
    E. 有无呃逆

17. 伤寒阳脉涩,阴脉弦,法当腹中急痛,应先与
    A. 小柴胡汤
    B. 桂枝加芍药汤
    C. 大建中汤
    D. 小建中汤
    E. 桂枝加大黄汤

18. 不属于厥阴病提纲证的是
    A. 消渴
    B. 饥而不欲食
    C. 气上撞心
    D. 下利不止
    E. 心中疼热

19. 原文"大病差后,劳复者",用下列何方治疗
    A. 竹叶石膏汤
    B. 栀子厚朴汤
    C. 栀子甘草汤
    D. 牡蛎泽泻散
    E. 枳实栀子豉汤

20. 刚痉、柔痉的临床鉴别点是
    A. 口渴与口不渴
    B. 发热无汗与发热汗出
    C. 恶风与不恶风
    D. 发热与不发热
    E. 抽搐有力与无力

21. 《金匮要略》所论"肺胀"的病机是
    A. 上焦虚寒,肺气郁闭
    B. 风热犯肺,肺气胀满
    C. 饮阻气逆,肺失肃降
    D. 痰浊阻肺,气道不利

E. 外寒内饮,肺失宣肃

22. "肝着,其人常欲蹈其胸上,先未苦时,但欲饮热",其病机属
   A. 肝气郁结
   B. 瘀血内阻
   C. 肝经气血郁滞
   D. 水停胸胁
   E. 饮阻胸膈

23. 身热,烦躁不安,胸膈灼热,唇焦咽痛,口干便秘,舌红苔黄,脉滑数。证属
   A. 肺热壅盛
   B. 热灼胸膈
   C. 肺热腑实
   D. 邪热犯胃
   E. 热郁少阳

24. 下列哪一组症状不属于湿温湿遏卫气证的表现
   A. 身热不扬,午后较显
   B. 头重如裹,身重肢倦
   C. 寒热往来,身痛有汗
   D. 胸闷脘痞,口不渴饮
   E. 苔白腻,脉濡缓

25. 五味的阴阳属性,属于阳的一组是
   A. 辛、甘、咸
   B. 酸、苦、淡
   C. 甘、淡、苦
   D. 辛、甘、淡
   E. 辛、苦、酸

26. 下列各项,不属妊娠绝对禁用药物的是
   A. 麝香
   B. 巴豆
   C. 大戟
   D. 半夏
   E. 斑蝥

27. 辛温解表药主要归经是
   A. 心、肺
   B. 肺、肝
   C. 脾、胃
   D. 肺、脾
   E. 肺、膀胱

28. 具有疏肝解郁行气功效的药物是
   A. 薄荷
   B. 牛蒡子
   C. 蝉蜕
   D. 桑叶
   E. 菊花

29. 内服能够清热泻火、除烦止渴,火煅外用能够敛疮生肌、收湿、止血的药物是
   A. 石膏
   B. 知母
   C. 栀子
   D. 芦根
   E. 竹叶

30. 既能清热燥湿,又能泻肝胆火的药物是
   A. 决明子
   B. 龙胆
   C. 黄柏
   D. 黄连
   E. 菊花

31. 关于大黄的使用禁忌,说法错误的是
   A. 妇女月经期慎用
   B. 妇女哺乳期慎用
   C. 孕妇便秘忌用
   D. 孕妇忌用
   E. 阴疽忌用

32. 具有祛痰止咳功效的药物是
   A. 牵牛子
   B. 甘遂

C. 大戟
D. 芫花
E. 商陆

33. 独活具有的功效是
   A. 祛风湿,利水,止痛
   B. 祛风湿,止痛,解表
   C. 祛风湿,止痛,安胎
   D. 祛风湿,止痛,治骨鲠
   E. 祛风湿,止痛,清热解毒

34. 既能治疗风湿痹痛,又能治疗诸骨鲠咽的药物是
   A. 五加皮
   B. 桑寄生
   C. 木瓜
   D. 羌活
   E. 威灵仙

35. 下列各项,不属厚朴功效的是
   A. 行气
   B. 活血
   C. 燥湿
   D. 消积
   E. 平喘

36. 海金沙具有的功效是
   A. 除湿退黄
   B. 利水渗湿
   C. 利水通淋解暑
   D. 清热利水杀虫
   E. 利尿通淋止痛

37. 茯苓与薏苡仁的共同功效是
   A. 利水渗湿安神
   B. 利水渗湿除痹
   C. 利水渗湿通乳
   D. 利水渗湿解毒
   E. 利水渗湿健脾

38. 治疗下元虚冷,肾不纳气之虚喘的药物是
   A. 佛手
   B. 沉香
   C. 乌药
   D. 川楝子
   E. 青木香

39. 陈皮具有的功效是
   A. 疏肝解郁,化湿止呕
   B. 温肺化痰,行气止痛
   C. 理气健脾,燥湿化痰
   D. 理气调中,温肾纳气
   E. 温经散寒,行气活血

40. 既能消食健胃,又能回乳消胀的药物是
   A. 神曲
   B. 山楂
   C. 谷芽
   D. 麦芽
   E. 鸡内金

41. 既能杀虫消积,又能行气利水截疟的药物是
   A. 槟榔
   B. 大腹皮
   C. 苦楝皮
   D. 南瓜子
   E. 川楝子

42. 下列各项,不属牛膝功效的是
   A. 活血祛瘀
   B. 强健筋骨
   C. 引火归原
   D. 利尿通淋
   E. 补益肝肾

43. 能"行血中气滞,气中血滞,专治一身上下诸痛"的药物是
   A. 羌活

B. 延胡索
C. 白芷
D. 郁金
E. 川芎

44. 为增强活血祛瘀药的功效,常与活血药配伍的药物是
   A. 温里药
   B. 理气药
   C. 解表药
   D. 泻下药
   E. 补虚药

45. 能破血除痹,长于治疗风湿肩臂疼痛的药物是
   A. 川芎
   B. 羌活
   C. 鸡血藤
   D. 桑枝
   E. 姜黄

46. 白果具有的功效是
   A. 敛肺化痰定喘,止带缩尿
   B. 泻肺平喘,利水通淋
   C. 止咳平喘,止血止带
   D. 纳气平喘,收涩止带
   E. 降逆平喘,利水消肿

47. 朱砂入药的正确炮制方法是
   A. 水飞
   B. 炙
   C. 煅
   D. 煨
   E. 淬

48. 既能平肝息风、清肝明目,又能清热解毒的药物是
   A. 牛黄
   B. 草决明

C. 羚羊角
D. 龙胆
E. 石决明

49. 麝香内服的用量是
   A. 0.03~0.1g
   B. 0.3~0.6g
   C. 0.1~0.2g
   D. 0.002~0.004g
   E. 0.001~0.003g

50. 具有升阳举陷利尿功效的药物是
   A. 白术
   B. 黄芪
   C. 升麻
   D. 党参
   E. 山药

51. 白术的主治病证是
   A. 气虚自汗
   B. 阴虚盗汗
   C. 阳虚冷汗
   D. 高热大汗
   E. 大汗亡阳

52. 治疗肾阳不足,肠燥津枯便秘的药物是
   A. 巴戟天
   B. 肉苁蓉
   C. 仙茅
   D. 淫羊藿
   E. 胡芦巴

53. 既固精缩尿,又补益肝肾、明目的药物是
   A. 山茱萸
   B. 覆盆子
   C. 金樱子
   D. 莲子
   E. 芡实

54. 既能杀虫止痒燥湿,又能温肾壮阳的药物是
   A. 雄黄
   B. 白矾
   C. 地肤子
   D. 硫黄
   E. 蛇床子

55. 下列各项,不属于和法范畴的是
   A. 表里双解
   B. 调和营卫
   C. 消食和胃
   D. 分消上下
   E. 透达膜原

56. 败毒散的功用是
   A. 益气解表,理气化痰
   B. 益气解表,祛湿和胃
   C. 散寒祛湿,益气解表
   D. 疏散风寒,理气和中
   E. 宣肺降气,清热化痰

57. 下列泻下剂组成中不含有大黄的是
   A. 调胃承气汤
   B. 麻子仁丸
   C. 黄龙汤
   D. 温脾汤
   E. 济川煎

58. 大柴胡汤的主治病证是
   A. 少阳阳明合病
   B. 太阳少阳合病
   C. 太阳阳明合病
   D. 太阳少阴合病
   E. 阳明厥阴合病

59. 清胃散中具有清热解毒作用,又寓"火郁发之"之意的药物是
   A. 黄连

   B. 生地黄
   C. 升麻
   D. 牡丹皮
   E. 当归身

60. 六一散的功用是
   A. 清暑利湿
   B. 疏风解暑
   C. 清暑益气
   D. 清解暑热
   E. 清心解暑

61. 吴茱萸汤的功用是
   A. 温中补虚,降逆止痛
   B. 温补气血,缓急止痛
   C. 温中补虚,和里缓急
   D. 温中补气,和里缓急
   E. 温中补虚,降逆止呕

62. 补中益气汤中配伍黄芪的用意是
   A. 补气固表
   B. 补气升阳
   C. 补气生血
   D. 补气行水
   E. 补气活血

63. 下列病证,不宜使用固涩剂治疗的是
   A. 血热崩漏
   B. 肺虚久咳
   C. 肾虚遗泄
   D. 小便失禁
   E. 崩漏带下

64. 天王补心丹中配伍茯苓的用意是
   A. 利水
   B. 宁心
   C. 健脾
   D. 渗湿
   E. 消痰

65. 具有降逆止呃、益气清热功用的方剂是
   A. 苏子降气汤
   B. 橘皮竹茹汤
   C. 丁香柿蒂汤
   D. 旋覆代赭汤
   E. 清气化痰丸

66. 具有活血祛瘀、疏肝通络功用的方剂是
   A. 七厘散
   B. 生化汤
   C. 复元活血汤
   D. 身痛逐瘀汤
   E. 加味逍遥散

67. 下列方剂组成中含有甘草的是
   A. 暖肝煎
   B. 一贯煎
   C. 消风散
   D. 桑杏汤
   E. 真武汤

68. 具有清燥润肺、养阴益气功用的方剂是
   A. 桑杏汤
   B. 麦门冬汤
   C. 养阴清肺汤
   D. 百合固金汤
   E. 清燥救肺汤

69. 实脾散组成中含有的药物是
   A. 茯苓皮、大腹皮
   B. 炮附子、炙甘草
   C. 草豆蔻、白术
   D. 炮干姜、小茴香
   E. 大腹皮、木瓜

70. 具有理气化痰、和胃利胆功用的方剂是
   A. 二陈汤
   B. 温胆汤
   C. 大柴胡汤
   D. 半夏泻心汤
   E. 蒿芩清胆汤

二、B 型题（标准配伍题）

答题说明

以下提供若干组考题,每组考题共用在考题前列出的 A、B、C、D、E 五个备选答案。请从中选择一个与问题关系最密切的答案。某个备选答案可能被选择一次、多次或不被选择。

（71～72 题共用备选答案）
   A. 五行相生
   B. 五行相克
   C. 五行相乘
   D. 五行相侮
   E. 五行制化

71. "反克"指的是
72. "生中有克,克中有生"指的是

（73～74 题共用备选答案）
   A. 阴盛则寒
   B. 阴损及阳
   C. 阳虚则寒
   D. 阴盛格阳
   E. 阳盛格阴

73. 邪热内盛,反见寒象的病机是
74. 阴寒内盛,反见热象的病机是

（75～76 题共用备选答案）
   A. 肾气盛,齿更发长
   B. 任脉通,太冲脉盛,月事以时下
   C. 肾气实,发长齿更
   D. 筋骨坚,发长极,身体盛壮
   E. 阳明脉衰,面始焦,发始堕

75. 女子七岁的生理表现是
76. 女子五七的生理表现是

(77~78题共用备选答案)
A. 咳喘,喉中有水鸡声,胸膈满闷,不能平卧
B. 咳较轻,频吐涎沫,不渴,小便频数,头眩
C. 咳喘,胸满,咽干不渴,吐出浊唾腥臭
D. 咳喘,咽喉干燥不适,痰黏咳吐不爽,口干欲得凉润
E. 咳喘,胸胁胀满,烦躁,脉浮

77. 虚热肺痿的表现是
78. 虚寒肺痿的表现是

(79~80题共用备选答案)
A. 宣白承气汤
B. 青蒿鳖甲汤
C. 凉膈散
D. 清营汤
E. 黄连阿胶汤

79. 身热心烦,坐卧不安,咽干咽痛,舌苔薄黄而干,治宜
80. 身热烦躁,胸膈灼热如焚,唇焦咽燥,口渴,便秘,苔黄白而燥,治宜

(81~82题共用备选答案)
A. 乳痈
B. 肠痈
C. 肺痈
D. 疔毒
E. 大头瘟毒

81. 紫花地丁善于治疗的病证是
82. 板蓝根善于治疗的病证是

(83~84题共用备选答案)
A. 既能祛风湿,又能清热解毒
B. 既能祛风湿,又能强筋骨
C. 既能祛风湿,又能清虚热
D. 既能祛风湿,又能凉血消肿
E. 既能祛风湿,又能利关节

83. 桑枝具有的功效是

84. 千年健具有的功效是

(85~86题共用备选答案)
A. 木通
B. 金钱草
C. 石韦
D. 地肤子
E. 海金沙

85. 具有利水通淋止咳功效的药物是
86. 具有清热利水止痒功效的药物是

(87~88题共用备选答案)
A. 既能杀虫,又能利水
B. 既能清热解毒,又能凉血、止血、杀虫
C. 既能杀虫,又能解暑
D. 既能杀虫,又能疗癣
E. 既能杀虫,又能止痛

87. 苦楝皮具有的功效是
88. 贯众具有的功效是

(89~90题共用备选答案)
A. 活血行气,祛风止痛
B. 活血止痛,行气解郁,清心凉血,利胆退黄
C. 活血行气,止痛,消肿生肌
D. 活血调经,祛瘀止痛,凉血消痈,除烦安神
E. 活血祛瘀,润肠通便,止咳平喘

89. 郁金具有的功效是
90. 川芎具有的功效是

(91~92题共用备选答案)
A. 甘草
B. 枳实
C. 芍药
D. 柴胡
E. 黄芩

91. 四逆散组成中不含有的药物是
92. 大柴胡汤组成中不含有的药物是

(93~94题共用备选答案)
A. 苇茎汤
B. 泻白散
C. 大承气汤
D. 麻子仁丸
E. 大黄牡丹汤

93. 治疗肺痈的方剂是
94. 治疗肠痈的方剂是

(95~96题共用备选答案)
A. 理中丸
B. 四神丸
C. 四君子汤
D. 补中益气汤
E. 真人养脏汤

95. 治疗脾肾虚寒之久泻久痢，宜选用
96. 脾肾阳虚之五更泄泻，宜选用

(97~98题共用备选答案)
A. 肝郁化热证
B. 肝郁血虚证
C. 肝火犯肺证
D. 肝郁脾虚证
E. 肝火犯胃证

97. 左金丸的主治证是
98. 咳血方的主治证是

(99~100题共用备选答案)
A. 沙苑蒺藜
B. 山萸肉
C. 牡蛎
D. 龙骨
E. 芡实

99. 金锁固精丸的君药是
100. 固冲汤的君药是

一、A 型题（单句型最佳选择题）

答题说明

以下每一道考题下面有 A、B、C、D、E 五个备选答案。请从中选择一个最佳答案。

1. 饥不欲食,胃中嘈杂,舌红少苔,此属
   A. 胃阴不足
   B. 胃强脾弱
   C. 脾胃虚弱
   D. 湿邪困脾
   E. 肝胆湿热

2. 病人大便中含有脓血黏液者,是因
   A. 食滞胃肠
   B. 湿热疫毒
   C. 久病体衰
   D. 阳虚寒凝
   E. 脾虚气陷

3. 导致尿少而浮肿的相关病变脏腑是
   A. 心、肺、肾
   B. 肝、肺、肾
   C. 心、肝、肾
   D. 肝、脾、肺
   E. 肺、脾、肾

4. 舌淡白胖嫩、边有齿痕而又有裂纹者,属
   A. 脾虚湿浸
   B. 阴液亏损
   C. 热盛伤津
   D. 血虚不润
   E. 先天性舌裂

5. 舌淡白光莹,舌体瘦薄,其主病是
   A. 气血两亏
   B. 阳虚水湿内停
   C. 风寒表证初期
   D. 久病阴虚火旺
   E. 阴寒内盛

6. 苔白如积粉,扪之不燥者,多见于
   A. 湿浊内停
   B. 外感风热
   C. 痰热内蕴
   D. 瘟疫内痈
   E. 外感寒湿

7. 嗳气频作而响亮,发作因情志变化而增减。其病因是
   A. 肝气犯胃
   B. 宿食内停
   C. 脾胃虚寒
   D. 饮停胃肠
   E. 热邪犯胃

8. 口气酸臭者,属
   A. 口腔不洁
   B. 溃腐脓疡
   C. 食积胃肠
   D. 牙疳
   E. 龋齿

9. 情志不遂、肝气郁结者常发出的异常声音是
   A. 叹息
   B. 音哑
   C. 鼻鼾
   D. 失音
   E. 喑

10. 脉来浮大中空,如按葱管,其脉主病是
    A. 亡血失精
    B. 气血两虚
    C. 半产漏下
    D. 阴寒内盛
    E. 失血伤阴

11. 脉来一息不足四至,搏指无力者的主病是
    A. 实寒证
    B. 实热证
    C. 虚寒证
    D. 虚热证
    E. 阳极阴竭证

12. 医生施以不轻不重、按至肌肉、调节适当的指力的手法,称为
    A. 举法
    B. 按法
    C. 寻法
    D. 总按
    E. 单按

13. 下列哪项不符合阴证的临床特点
    A. 身重蜷卧
    B. 静而少言
    C. 腹痛喜按
    D. 大便溏泄气腥
    E. 小便短赤涩痛

14. 下列哪项不是八纲辨证的内容
    A. 辨阴阳
    B. 辨气血
    C. 辨表里
    D. 辨寒热
    E. 辨虚实

15. 因情志过极所致之气闭,最突出的表现是
    A. 神情不宁
    B. 神昏肢厥
    C. 胀闷不舒
    D. 胀痛窜痛
    E. 脉弦有力

16. 某些疾病容易出现证候真假的阶段是
    A. 初期阶段
    B. 极期阶段
    C. 危重阶段
    D. 传变阶段
    E. 末期阶段

17. 阳虚可导致的病理变化,不包括
    A. 气滞
    B. 血瘀
    C. 血热
    D. 水泛
    E. 痰饮

18. 阳虚与气虚的主要区别是
    A. 有无神疲乏力
    B. 有无少气懒言
    C. 寒象是否明显
    D. 舌质是否淡嫩
    E. 小便是否清长

19. 八纲辨证是
    A. 各种辨证的基础
    B. 各种辨证的总纲
    C. 内伤杂病的辨证方法
    D. 外感病的辨证方法
    E. 各种辨证的病理实质

20. 下列属于寒证常见病因的是
    A. 阳邪亢盛
    B. 暑邪亢盛
    C. 阴液亏损
    D. 阳气亏损
    E. 风热袭表

21. 下列哪项不是咯血的常见病因
    A. 肺结核
    B. 肺炎
    C. 支气管内膜结核
    D. 风湿性心脏病二尖瓣狭窄
    E. 支气管哮喘

22. 进食后出现的上腹部疼痛,呕吐后腹痛明显减轻,不发热。最可能的病因是
   A. 急性胰腺炎
   B. 急性胆囊炎
   C. 胃肠穿孔
   D. 急性心肌梗死
   E. 麻痹性肠梗阻

23. 突然呼吸困难,一侧呼吸音消失,见于
   A. 急性心肌梗死
   B. 急性左心衰
   C. 支气管哮喘
   D. 自发性气胸
   E. 胸膜炎

24. 下列哪项是感染性发热的病因
   A. 脑外伤
   B. 风湿热
   C. 甲状腺功能亢进症
   D. 支原体肺炎
   E. 烧伤

25. 关于主诉,以下哪项说法是正确的
   A. 是患者本次就诊想要解决的所有问题
   B. 是患者本次就诊的主要症状或体征及其持续时间
   C. 是医生判断病情轻重的主要依据
   D. 是患者所有问题的归纳
   E. 是既往史中最主要的病史资料

26. 出现强迫蹲位的常见疾病是
   A. 急性腹膜炎
   B. 发绀型先天性心脏病
   C. 急性左心衰
   D. 破伤风
   E. 心绞痛

27. 腮腺管开口的部位在
   A. 上颌第1臼齿相对应的颊黏膜上
   B. 下颌第1臼齿相对应的颊黏膜上
   C. 舌下
   D. 上颌第2臼齿相对应的颊黏膜上
   E. 下颌第2臼齿相对应的颊黏膜上

28. 左锁骨上淋巴结肿大,应首先考虑的是
   A. 食管癌
   B. 胃癌
   C. 肺癌
   D. 乳腺癌
   E. 生殖腺癌

29. 男性,疝内容物可下降至阴囊的是
   A. 脐疝
   B. 直疝
   C. 腹股沟斜疝
   D. 股疝
   E. 腹内疝

30. 下列疾病,不发生气管位置变化的是
   A. 气胸
   B. 胸膜肥厚
   C. 胸腔积液
   D. 肺气肿
   E. 肺不张

31. 醉酒步态可见于
   A. 佝偻病
   B. 脑瘫
   C. 小脑疾病
   D. 脊髓疾病
   E. 锥体外系疾病

32. 桶状胸,两肺呼吸动度及语颤减弱,听诊两肺呼吸音较低。可能的疾病是
   A. 气胸
   B. 肺气肿
   C. 胸腔积液
   D. 肺不张

E. 心功能不全

33. 患者因病不能自行调节体位,属于
    A. 自动体位
    B. 被动体位
    C. 强迫侧卧位
    D. 辗转体位
    E. 角弓反张位

34. 黄疸首先出现的部位是
    A. 手掌皮肤
    B. 足掌皮肤
    C. 胸部皮肤
    D. 腹部皮肤
    E. 巩膜及软腭黏膜

35. 患者双上肢肌力5级,双下肢肌力3级,双侧膝腱反射活跃,双侧巴宾斯基征阳性。其病变部位最可能是
    A. 大脑皮质
    B. 锥体外系
    C. 胸髓
    D. 颈髓
    E. 腰髓

36. 血小板一过性增多见于
    A. 再生障碍性贫血
    B. 溶血性贫血
    C. 脾功能亢进
    D. 急性白血病
    E. 弥漫性血管内凝血

37. 中性粒细胞明显增多见于
    A. 百日咳
    B. 糖尿病酮症酸中毒
    C. 自身免疫性疾病
    D. 脾功能亢进
    E. 伤寒

38. 嗜酸性粒细胞增多见于
    A. 副伤寒患者
    B. 感染早期患者
    C. 寄生虫感染患者
    D. 应用肾上腺皮质激素患者
    E. X线照射后患者

39. 陈旧性下壁心肌梗死的心电图表现为
    A. Ⅱ、Ⅲ、aVF有病理性Q波
    B. V_3、V_4有病理性Q波
    C. V_1、V_1有病理性Q波
    D. V_7、V_7有病理性Q波
    E. Ⅰ、aVL、Ⅱ、Ⅲ、aVF有病理性Q波

40. 形成肺纹理的主要成分是
    A. 肺动脉分支影
    B. 肺静脉分支影
    C. 支气管分支影
    D. 淋巴管影
    E. 纤维组织影

41. 酸性药物过量中毒,为加速排泄,可采取的方法是
    A. 碱化尿液,减少肾小管重吸收
    B. 酸化尿液,促进肾小管重吸收
    C. 碱化尿液,促进肾小管重吸收
    D. 酸化尿液,减少肾小管重吸收
    E. 酸化尿液,加速药物排泄

42. 血脑屏障的作用是
    A. 阻止所有细菌进入大脑
    B. 使药物不易穿透,保护大脑
    C. 阻止药物进入大脑
    D. 阻止外来物进入脑组织
    E. 与细胞膜功能相似

43. 停药后,血药浓度降至阈浓度以下残留的生物效应是
    A. 停药反应

B. 过敏反应
C. 后遗效应
D. 耐受性
E. 毒性反应

44. 吸收最慢的是
   A. 口服给药
   B. 静脉注射
   C. 舌下含服
   D. 经皮给药
   E. 吸入给药

45. 治疗肝素过量引起的自发性出血,应选用
   A. 氨甲环酸
   B. 维生素 K
   C. 氨甲苯酸
   D. 鱼精蛋白
   E. 华法林

46. 有关奎尼丁药理作用的叙述,正确的是
   A. 直接作用于心肌,适度抑制 Na^+ 内流
   B. 可使正常窦房结自律性明显降低
   C. 竞争性阻断 N 受体
   D. 可缩短动作电位时程
   E. 可加快心脏传导速度

47. 氨甲苯酸的作用是
   A. 诱导血小板聚集
   B. 收缩血管
   C. 抑制纤溶
   D. 促进凝血因子的合成
   E. 激活纤溶酶

48. 法莫替丁可用于治疗
   A. 十二指肠穿孔
   B. 急慢性胃炎
   C. 心肌梗死
   D. 胃痛
   E. 十二指肠溃疡

49. 属于阿片受体的特异性拮抗药的是
   A. 纳洛酮
   B. 美沙酮
   C. 芬太尼
   D. 吗啡
   E. 可待因

50. 消化性溃疡兼类风湿关节炎的患者,宜使用的药物是
   A. 布洛芬
   B. 非那西丁
   C. 阿司匹林
   D. 对乙酰氨基酚
   E. 吲哚美辛

51. 具有抗病毒作用的抗帕金森病药是
   A. 左旋多巴
   B. 卡比多巴
   C. 司来吉兰
   D. 金刚烷胺
   E. 溴隐亭

52. 有关扑热息痛的叙述,错误的是
   A. 抗风湿作用较弱
   B. 有较强的解热镇痛作用
   C. 主要用于感冒发热
   D. 长期应用可产生依赖性
   E. 不良反应少,但能造成肝脏损害

53. 可造成乳酸血症的降血糖药是
   A. 格列吡嗪
   B. 氯磺丙脲
   C. 格列本脲
   D. 甲苯磺丁脲
   E. 二甲双胍

54. 甲亢术前准备用硫脲类抗甲状腺药的主要目的是
   A. 使甲状腺血流减少,减少手术出血

B. 使甲状腺功能恢复或接近正常,防止术后发生甲状腺危象
C. 使甲状腺体缩小变韧,有利于手术进行
D. 防止手术过程中血压下降
E. 使甲状腺功能恢复或接近正常,防止术后甲状腺功能低下

55. "一线抗结核药"不包括
 A. 利福平
 B. 链霉素
 C. 异烟肼
 D. 乙胺丁醇
 E. 对氨水杨酸

56. 根据急性传染病病程发展的阶段性,传染病的临床分期为
 A. 前驱期、出疹期、恢复期
 B. 初期、极期、恢复期
 C. 潜伏期、前驱期、症状明显期、恢复期
 D. 体温上升期、极期、体温下降期
 E. 早期、中期、晚期

57. 下列有关丙型肝炎传播途径的叙述,错误的是
 A. 输血或血制品
 B. 粪-口途径
 C. 静脉注射
 D. 母婴传播
 E. 密切接触

58. 细菌性痢疾的基本病机是
 A. 素体阳盛,湿热蕴蒸
 B. 疫毒炽盛,燔灼气血
 C. 脾阳素虚,寒湿内生
 D. 湿热疫毒日久伤阴
 E. 湿热疫毒内蕴肠腑

59. 有关医院感染的叙述,错误的是
 A. 洗手是预防医院感染的重要措施
 B. 滥用抗菌药物是医院感染的重要原因
 C. 有部分医院感染的发生与消毒隔离缺陷有关
 D. 所有医院感染是可以预防的
 E. 新生儿经产道获得的感染属医院感染

60. 关于遗忘的研究表明,不愉快的事情较愉快的事情更容易遗忘,人们总是记住过去的美好时光,这是因为
 A. 刺激的干扰
 B. 记忆痕迹的衰退
 C. 记忆被压制
 D. 提取失败
 E. 记忆的选择性

61. 患者体验到某种观念和冲突来源于自身,但违背自己意愿,极力抵抗却无法控制。此为
 A. 违拗症
 B. 癔症
 C. 强迫症
 D. 精神分裂症
 E. 人格障碍

62. 医务人员称呼病人的姓名而不是叫床号,这是为了满足病人的
 A. 被认识接纳的需要
 B. 被关心尊重的需要
 C. 获取信息的需要
 D. 安全需要
 E. 早日康复需要

63. 被后人称为"医圣"的是
 A. 陈实功
 B. 龚廷贤
 C. 张仲景
 D. 扁鹊
 E. 华佗

64. 医学人道主义的核心内容不包括
   A. 尊重病人的生命
   B. 尊重病人的义务
   C. 尊重病人的尊严
   D. 尊重病人的人格
   E. 尊重病人的权利

65. 人们使用过的人体实验类型不包括的是
   A. 志愿实验
   B. 自体实验
   C. 安慰实验
   D. 欺骗实验
   E. 强迫实验

66. 医疗机构从业人员分为几个类别
   A. 3 个
   B. 4 个
   C. 5 个
   D. 6 个
   E. 7 个

67. 行为人实施违反刑事法律的行为必须承担的法律责任称为
   A. 危害行为
   B. 行政行为
   C. 民事责任
   D. 行政责任
   E. 刑事责任

68. 发生重大医疗过失行为医疗机构向当地卫生行政部门报告的时限要求是
   A. 12 小时内
   B. 15 小时内
   C. 18 小时内
   D. 20 小时内
   E. 24 小时内

69. 药品所标明的适应证或者功能主治超出规定范围属于
   A. 可使用药品
   B. 不能使用药品
   C. 不合格药品
   D. 假药
   E. 劣药

70. 《医疗用毒性药品管理办法》规定,毒性药品每次处方剂量不得超过
   A. 5 日极量
   B. 4 日极量
   C. 3 日极量
   D. 2 日极量
   E. 1 日极量

二、B 型题（标准配伍题）

答题说明

以下提供若干组考题,每组考题共用在考题前列出的 A、B、C、D、E 五个备选答案。请从中选择一个与问题关系最密切的答案。某个备选答案可能被选择一次、多次或不被选择。

（71～72 题共用备选答案）
   A. 前额连眉棱骨痛
   B. 侧头部痛
   C. 后头部连项痛
   D. 颠顶部痛
   E. 头痛连齿

71. 厥阴经头痛的特点是

72. 阳明经头痛的特点是

（73～74 题共用备选答案）
   A. 外感表证
   B. 内热证
   C. 血络闭郁证
   D. 各种痛证

E.脾虚疳积

73.指纹紫红者,属
74.指纹紫黑者,属

(75~76题共用备选答案)
A.痰湿阻肺
B.热邪犯肺
C.肺气虚损
D.燥邪犯肺
E.阴虚肺燥

75.咳声不扬,痰稠色黄,不易咳出,属
76.咳声轻清低微者,属

(77~78题共用备选答案)
A.胃阴已伤
B.心脾积热
C.肾阴枯涸,精不上荣
D.阳明热盛,津液大伤
E.气血两虚

77.牙齿干燥,属
78.牙齿光燥如石,属

(79~80题共用备选答案)
A.脊柱后凸
B.脊柱前凸
C.脊柱生理性弯曲
D.姿势性侧凸
E.器质性侧凸

79.正常人的脊柱立位时从侧面观可见
80.儿童发育期坐姿经常不端正可致

(81~82题共用备选答案)
A.呼吸过缓
B.呼吸过快
C.库斯莫尔呼吸
D.呼气延长
E.潮式呼吸

81.吗啡中毒可见
82.颅内高压可见

(83~84题共用备选答案)
A.P波
B.QRS波群
C.S-T段
D.T波
E.Q-T间期

83.代表心室除极波形的是
84.代表心室除极和复极总时间的是

(85~86题共用备选答案)
A.穿透性
B.荧光效应
C.感光效应
D.电离效应
E.生物效应

85.X线摄影的基础是
86.胸部透视的基础是

(87~88题共用备选答案)
A.对受体有亲和力,有内在活性
B.对受体有亲和力,无内在活性
C.对受体有亲和力,内在活性弱
D.对受体无亲和力,有内在活性
E.对受体无亲和力,无内在活性

87.完全激动药的特点是
88.竞争性拮抗药的特点是

(89~90题共用备选答案)
A.麻黄碱
B.扑热息痛
C.阿司匹林
D.吲哚美辛
E.阿托品

89.可用于解热镇痛,但却能造成凝血障碍的是
90.目前所知最强的PG合成酶抑制剂是

(91~92题共用备选答案)
A.磺胺嘧啶

B. 甲硝唑
C. 甲氧苄啶
D. 诺氟沙星
E. 甲磺灭脓

91. 易引起泌尿系统损伤的药物是
92. 可能引起肌肉疼痛的药物是

(93~94题共用备选答案)
A. 参附龙牡汤
B. 生脉散
C. 犀角地黄汤合增液承气汤
D. 左归丸合生脉散
E. 清营汤合生脉散

93. 中医治疗流行性出血热热厥证的方剂是
94. 中医治疗流行性出血热肾气不固证的方剂是

(95~96题共用备选答案)
A. 表现为没有证据地怀疑他人不忠或者怀疑自己有某种疾病,并确信不疑
B. 表现为没有计划的冲动行为
C. 又称表演型人格
D. 表现为不遵守社会规范
E. 表现为主动意识下降

95. 冲动型人格
96. 癔症型人格

(97~98题共用备选答案)
A. 有意伤害
B. 无意伤害
C. 可知伤害
D. 可控伤害
E. 意外伤害

97. 必然属于非责任伤害的是
98. 必然属于责任伤害的是

(99~100题共用备选答案)
A.《药品销售许可证》
B.《药品生产许可证》
C.《药品经营许可证》
D.《药品制造许可证》
E.《药品生产经营许可证》

99. 药品生产企业必须持有药品监督管理部门批准发给的许可证件是
100. 药品经营企业必须持有药品监督管理部门批准发给的许可证件是

一、A 型题（单句型最佳选择题）

答题说明

以下每一道考题下面有 A、B、C、D、E 五个备选答案。请从中选择一个最佳答案。

1. 下列各项中,属肺癌早期症状的是
   A. 咳嗽、咳痰
   B. 呼吸困难
   C. 少量咯血
   D. 长期胸痛
   E. 胸闷气短

2. 结核菌最主要的传染源是
   A. 浸润性肺结核患者
   B. 原发性肺结核患者
   C. 结核性胸膜炎患者
   D. 血行播散型肺结核患者
   E. 慢性纤维空洞型肺结核患者

3. 诊断原发性支气管癌最可靠的手段是
   A. 病史及体征
   B. 胸部影像学检查
   C. 癌标志物检测及基因诊断
   D. 痰细胞学、组织病理学检查
   E. 放射性核素扫描检查

4. 下列各项为非感染性肺炎的是
   A. 放射性肺炎
   B. 病毒性肺炎
   C. 肺炎支原体肺炎
   D. 真菌性肺炎
   E. 肺炎衣原体肺炎

5. 肺脓肿与癌性空洞继发感染的鉴别主要是
   A. 咳嗽,咳脓痰
   B. 血的白细胞检查
   C. 发热的轻重
   D. 脓痰的多少
   E. X 线检查或痰液细胞学检查

6. 慢性肺源性心脏病急性期的治疗,宜首选
   A. 控制呼吸道感染
   B. 持续低浓度给氧
   C. 抗凝治疗
   D. 控制心力衰竭
   E. 纠正心律失常

7. 肿瘤侵犯颈部交感神经的肺癌患者,可引起的病证是
   A. 呼吸咳嗽加重
   B. 声音嘶哑
   C. 上肢水肿
   D. 霍纳综合征
   E. 剧烈胸痛

8. 导致急性心肌梗死患者早期(24 小时内)死亡的主要原因是
   A. 心力衰竭
   B. 心源性休克
   C. 心律失常
   D. 心脏破裂
   E. 肺栓塞

9. 下列各项,不是主动性异位心律的是
   A. 房扑
   B. 房颤
   C. 阵发性室上速
   D. 逸搏
   E. 房速

10. 下列关于噻嗪类利尿剂说法,正确的是
    A. 高血钾时禁用
    B. 高尿酸血症宜用
    C. 痛风时禁用
    D. 肾功能不全时宜用

E. 不需监测血钾

11. 慢性主动脉瓣关闭不全最常见的病因是
    A. 风湿性疾病
    B. 先天所致
    C. 感染性心内膜炎
    D. 退行性心脏瓣膜病
    E. 结缔组织病

12. 下述药物中,可以降低慢性心力衰竭病死率的是
    A. 地高辛
    B. 呋塞米
    C. 硝酸盐
    D. 螺内酯
    E. 胺碘酮

13. 出现少量蛋白尿的高血压患者治疗首选的是
    A. 阿替洛尔
    B. 卡托普利
    C. 硝酸甘油
    D. 硝酸异山梨酯
    E. 美托洛尔

14. 感染性心内膜炎最常见的并发症是
    A. 心力衰竭
    B. 动脉栓塞
    C. 心肌梗死
    D. 迁移性脓肿
    E. 心肌炎

15. 治疗胃溃疡肝胃不和证应首选
    A. 化肝煎合左金丸加减
    B. 一贯煎合芍药甘草汤加减
    C. 黄芪建中汤加减
    D. 柴胡疏肝散合五磨饮子加减
    E. 活络效灵丹合丹参饮加减

16. 上消化道大出血最常见的病因是
    A. 胃十二指肠溃疡
    B. 门静脉高压症
    C. 应激性溃疡
    D. 胆道出血
    E. 胃癌

17. 治疗肝硬化寒湿困脾证,应首选方剂是
    A. 柴胡疏肝散
    B. 实脾饮
    C. 中满分消丸
    D. 茵陈蒿汤
    E. 一贯煎合膈下逐瘀汤

18. 我国急性胰腺炎的主要病因是
    A. 慢性酒精中毒
    B. 胆道系统疾病
    C. 内分泌与代谢障碍
    D. 胰管阻塞
    E. 手术与创伤

19. 治疗十二指肠球部溃疡的重点是
    A. 根除幽门螺杆菌与制酸
    B. 保护黏膜
    C. 少食多餐
    D. 应用镇静剂
    E. 早期手术

20. 下列各项,不属于再生障碍性贫血中医证型的是
    A. 肾阴亏虚
    B. 肾虚血瘀
    C. 气血两虚
    D. 热毒壅盛
    E. 脾肾阳虚

21. 造成急性特发性血小板减少性紫癜死亡的主要原因是
    A. 呕血
    B. 咯血

C. 阴道出血
D. 颅内出血
E. 感染

22. 特发性血小板减少性紫癜的首选治疗是
    A. 应用抗纤溶药物
    B. 应用免疫抑制剂
    C. 应用糖皮质激素
    D. 脾切除
    E. 应用氨肽素

23. 治疗肾阴亏虚再生障碍性贫血,应首选的方剂是
    A. 左归丸合归脾汤
    B. 左归丸合当归补血汤
    C. 二至丸合当归补血汤
    D. 右归丸合当归补血汤
    E. 六味地黄丸合归脾汤

24. Rh 阳性是指红细胞膜上含有
    A. C 抗原
    B. A 抗原
    C. D 抗原
    D. E 抗原
    E. B 抗原

25. 下列关于骨髓穿刺术的部位选择说法中,正确的是
    A. 腰椎棘突处,一般取第 4、5 腰椎棘突为穿刺点
    B. 髂前上棘后 1～2cm 处,此处虽易于固定,便于穿刺,但有伤及内脏危险
    C. 由于髂后上棘处骨质皮厚,所以不便刺入
    D. 虽然胸骨较薄,但其内骨髓含量丰富,当其他部位穿刺失败时,仍需做胸骨穿刺
    E. 胸骨穿刺点为胸骨柄、胸骨体,相当于第 2、3 肋间隙的部位

26. 禁做骨髓穿刺的疾病是
    A. 粒细胞缺乏症
    B. 恶性组织细胞病
    C. 全血细胞减少
    D. 血友病
    E. 白血病

27. 判定甲亢病情程度和治疗效果的最重要标志是
    A. 体重增减、食量大小
    B. 脉率快慢、脉压大小
    C. 腺体软硬、大小
    D. 出汗多少、有无手颤
    E. 情绪改变、睡眠好坏

28. 每提高 1mmol/L CO_2 应给 5% 碳酸氢钠
    A. 0.8mL/kg
    B. 0.5mL/kg
    C. 0.9mL/kg
    D. 0.6mL/kg
    E. 0.7mL/kg

29. 下列是高渗性昏迷临床特点的是
    A. 皮肤潮湿多汗,呼吸正常
    B. 多发于青年、有糖尿病史者
    C. 脉搏饱满,血压稍高
    D. 尿糖阴性,尿酮阴性
    E. 起病慢,有嗜睡幻觉、震颤、抽搐

30. 判断糖尿病疗效较好的指标是
    A. 尿糖
    B. 糖化血红蛋白
    C. 空腹血糖
    D. 血糖
    E. 血中胰岛素

31. 诊断早期甲状腺功能亢进症最敏感的指标是
    A. T_3

B. rT_3
C. TSH
D. TRH
E. T_4

32. 下列各项,属于脑部浅组静脉的是
    A. 大脑上静脉
    B. 小脑中静脉
    C. 小脑下静脉
    D. 大脑大静脉
    E. 大脑小静脉

33. 脑出血的主要发病部位是
    A. 基底节区
    B. 脑叶白质
    C. 脑桥
    D. 小脑
    E. 小脑幕疝

34. 苯妥英钠的注射速度过快可引起的异常是
    A. 血压急剧下降
    B. 脑水肿
    C. 抑制呼吸
    D. 高热
    E. 低钾

35. 癫痫药物治疗的基本原则是
    A. 数种药物同时使用
    B. 控制发作后即可停药
    C. 长期规律服药
    D. 定期肌注地西泮
    E. 定期停药,查脑电图

36. 治疗系统性红斑狼疮气血两亏证,应首选的方剂是
    A. 济生肾气丸
    B. 玉女煎
    C. 增液汤
    D. 八珍汤
    E. 葶苈大枣泻肺汤

37. 类风湿结节的特点是
    A. 可见于关节的屈侧面
    B. 和疾病活动性无关
    C. 病情改善后有可能消失
    D. 不会出现在肺内
    E. 只出现在皮肤

38. 类风湿关节炎患者较少出现的自身抗体是
    A. RF
    B. AKA
    C. APF
    D. CCP
    E. 抗 ANA

39. 关于痿证与痹证最重要的鉴别点是
    A. 肌肉是否瘦削枯萎
    B. 关节是否肿大变形
    C. 肢体关节是否屈伸不利
    D. 肌肉筋骨关节有无疼痛
    E. 肢体是否能随意活动

40. 系统性红斑狼疮最常见的肺脏损害是
    A. 急性狼疮性肺炎
    B. 胸膜炎
    C. 慢性间质性肺纤维化
    D. 肺泡出血
    E. 心包炎

41. 患者因患重症肌无力需要气管插管行机械通气,宜取哪种通气模式
    A. 控制通气
    B. 同步间歇强制通气
    C. 双相气道正压通气
    D. 压力支持通气
    E. 持续正压通气

42. 下列关于慢性呼吸衰竭患者机械通气的指征,错误的是
   A. $PaCO_2$ 进行性升高
   B. $PaCO_2$ 升高达到 80mmHg 以上
   C. 严重的低氧血症,积极氧疗后,PaO_2 仍 <40mmHg
   D. 呼吸频率超过 35 次/分
   E. 并发肺性脑病

43. 经口气管插管的留置时间一般不超过多长时间
   A. 72 小时
   B. 5 天
   C. 7 天
   D. 10 天
   E. 24 小时

44. 使用鼻罩持续气道正压通气的常见副作用是
   A. 气道陷闭
   B. 鼻充血
   C. 嗜睡
   D. 打鼾
   E. 心律失常

45. 缺氧最典型的临床表现是
   A. 发绀
   B. 兴奋
   C. 嗜睡
   D. 淡漠
   E. 昏迷

46. 支气管哮喘发作期寒哮证,治疗应首选的方剂是
   A. 定喘汤
   B. 射干麻黄汤
   C. 六君子汤
   D. 金匮肾气丸
   E. 七味都气丸

47. 下列各项,不属于克雷白杆菌肺炎临床特点的是
   A. 多见于青壮年患者
   B. 起病突然
   C. 可形成单个或多发性脓肿
   D. 咳砖红色胶冻样痰
   E. 重者可有全身衰竭、休克

48. Ⅰ型呼吸衰竭应给予的吸氧浓度是
   A. 35% ~40%
   B. 40% ~45%
   C. 40% ~50%
   D. 30% ~35%
   E. 20% ~30%

49. 下列关于肺癌的中医病机叙述,错误的是
   A. 病变部位在肺
   B. 发病以正虚为根本
   C. 发病以邪毒内侵为根本
   D. 实则不外乎气滞、血瘀、痰凝、毒聚
   E. 虚以阴虚、气阴两虚多见

50. 肺结核肺阴亏损证,其中医治法是
   A. 滋阴清肺
   B. 滋阴润肺
   C. 养阴清肺
   D. 润肺止咳
   E. 清肺润燥

51. 原发性血脂异常的发病机制是
   A. 先天性基因缺陷
   B. 遗传性脂代谢紊乱
   C. 饮食结构异常
   D. 药物影响
   E. 受肝脏疾病影响

52. 心脏骤停是指
   A. 室性心动过速
   B. 心脏射血功能突然停止

C. 血压下降
D. 休克
E. 昏迷

53. 患者体力活动明显受限,步行一个街区或上一层楼梯即可引起心绞痛发作,应属于CCSC分级的
   A. Ⅰ
   B. Ⅱ
   C. Ⅲ
   D. Ⅳ
   E. 未达到Ⅰ级

54. 治疗原发性肝癌肝肾阴虚证,应首选方剂是
   A. 茵陈蒿汤合鳖甲煎丸
   B. 保和丸
   C. 逍遥散合桃红四物汤
   D. 滋水清肝饮合鳖甲煎丸
   E. 大柴胡汤

55. 胃癌最好发的部位是
   A. 幽门管
   B. 胃窦大弯侧
   C. 胃体大弯侧
   D. 胃窦小弯侧
   E. 贲门小弯侧

56. 糖尿病最严重的急性并发症是
   A. 真菌性阴道炎和巴氏腺炎
   B. 肾乳头坏死
   C. 疖、痈等皮肤化脓性感染
   D. 尿路感染
   E. 肺结核

57. 甲状腺功能亢进症最常见的病因是
   A. 葡萄胎
   B. 垂体TRH瘤或增生致甲状腺功能亢进
   C. 多结节性甲状腺肿
   D. Graves病
   E. 卵巢甲状腺肿

58. 无论哪一型高脂蛋白血症,首要的基本治疗措施是
   A. 基因治疗
   B. 血浆净化疗法
   C. 外科手术
   D. 饮食治疗
   E. 药物治疗

59. 不受外源性胰岛素影响的检查是
   A. 糖化血红蛋白A1
   B. 血浆胰岛素
   C. C-肽测定
   D. 葡萄糖耐量试验
   E. 糖化血浆白蛋白测定

60. 对于男性低渗性失水的补液量,正确的计算方法是
   A. (所测血细胞比容-0.48)×体重×200/0.48
   B. (所测血细胞比容-0.42)×体重×200/0.42
   C. (所测血细胞比容-0.46)×体重×200/0.42
   D. (所测血细胞比容-0.44)×体重×200/0.42
   E. (所测血细胞比容-0.45)×体重×200/0.42

61. 对于正常人,下列说法错误的是
   A. 体液容量相对恒定
   B. 体液电解质相对恒定
   C. 体液渗透压相对恒定
   D. 体液酸碱度相对恒定
   E. 体液总量与年龄无关

62. 高钾血症是指血清钾的浓度高于
   A. 3.5mmol/L
   B. 4.0mmol/L
   C. 4.5mmol/L
   D. 5.0mmol/L
   E. 5.5mmol/L

63. 对缺血缺氧性损害最为敏感的脑部组织是
   A. 纹状体
   B. 小脑 Purkinje 细胞
   C. 海马神经元
   D. 脑干运动神经核
   E. 大脑皮质层

64. 中医认为帕金森病的最终病理结局是
   A. 筋脉失养
   B. 气虚血瘀
   C. 肝肾阴虚
   D. 气血两虚
   E. 阴阳两虚

65. 中风痰热腑实、风痰上扰证首选的治疗方剂是
   A. 星蒌承气汤
   B. 清气化痰丸
   C. 半夏厚朴汤
   D. 清金化痰汤
   E. 导痰汤

66. 各类脑出血最常见的直接致死原因是
   A. 高血压
   B. 高血脂
   C. 高血糖
   D. 外伤
   E. 脑疝

67. 慢性肺源性心脏病最常见的病因是
   A. 慢性阻塞性肺疾病
   B. 胸廓运动障碍性疾病
   C. 肺血管疾病
   D. 原发性肺泡通气不足
   E. 先天性口咽畸形

68. 慢性支气管炎早期肺部X线表现是
   A. 无特殊征象
   B. 双肺纹理增粗、紊乱
   C. 肺野透光度增高
   D. 膈肌下降
   E. 胸廓扩张,肋间隙增宽

69. 下列各项,不属于慢性呼吸衰竭的发病机制是
   A. 通气不足
   B. 弥散障碍
   C. 通气/血流比例失调
   D. 耗氧量增加
   E. 肺结节病

70. 中医治疗病毒性心肌炎中的湿毒犯心证,应首选的治法是
   A. 清热解毒,宁心安神
   B. 解毒化湿,宁心安神
   C. 滋阴清热,养心安神
   D. 益气养阴,宁心安神
   E. 益气温阳,滋阴通脉

二、B型题（标准配伍题）

答题说明

以下提供若干组考题,每组考题共用在考题前列出的A、B、C、D、E五个备选答案。请从中选择一个与问题关系最密切的答案。某个备选答案可能被选择一次、多次或不被选择。

(71~72题共用备选答案)
A. 异烟肼
B. 利福平
C. 链霉素
D. 吡嗪酰胺
E. 乙胺丁醇

71. 杀灭结核菌的机制在于抑制菌体的RNA聚合酶,从而阻碍mRNA的合成的药物是
72. 具有杀菌作用强、价格低廉、副作用少等优点的抗结核药物是

(73~74题共用备选答案)
A. 稳定型心绞痛
B. 恶化型心绞痛
C. 静息型心绞痛
D. 变异型心绞痛
E. 梗死后心绞痛

73. 心肌梗死后24小时发生的心绞痛是
74. 发作时心电图示ST段抬高的是

(75~76题共用备选答案)
A. 黏膜或黏膜下层有淋巴细胞浸润
B. 黏膜充血,色泽红润,边缘模糊
C. 黏膜呈淡红、灰色,呈弥散性,黏膜变薄
D. 黏膜萎缩伴有化生
E. 水肿与充血区共存,形成红白相间征象

75. 慢性浅表性胃炎的组织学可见
76. 慢性萎缩性胃炎的组织学可见

(77~78题共用备选答案)
A. 疏肝理气,和胃止痛
B. 清利湿热,醒脾化浊
C. 化瘀通络,和胃止痛
D. 健脾益气,温中和胃
E. 养阴益胃,和中止痛

77. 胃脘疼痛如针刺,痛有定处,拒按,舌暗红或紫暗,脉弦涩。治法是
78. 胃脘胀痛或痛窜两胁,嗳气频频,嘈杂泛酸,舌质淡红苔薄白,脉弦。治法是

(79~80题共用备选答案)
A. 可见Auer小体
B. 红细胞大小不等,中心淡染区扩大
C. 细胞中含粗大的嗜天青颗粒
D. 骨髓增生低下,造血细胞减少
E. 红细胞中有染色质小体

79. 急性粒细胞白血病的骨髓检查特点是
80. 急性早幼粒细胞白血病的骨髓检查特点是

(81~82题共用备选答案)
A. 高氯性酸中毒
B. 渗透压升高
C. 渗透压正常
D. 渗透压降低
E. 低钾血症

81. 长期应用氯化钠溶液可引起
82. 高渗性失水时呈

(83~84题共用备选答案)
A. 15%
B. 0.15%
C. 10%
D. 0.48%
E. 0.42%

83. 正常男性血细胞比容为
84. 正常女性血细胞比容为

(85~86题共用备选答案)
A. 6个月
B. 3~4个月后
C. 4~6个月
D. 2~3个月内
E. 7~10天

85. 妊娠甲亢手术的适宜时间为孕
86. 甲亢术前加服复方碘溶液的时间是术前

(87~88题共用备选答案)
A. ^{131}I摄取率
B. T_3、T_4

C. FT_3、FT_4

D. 兴奋试验 TRH

E. T_3 抑制试验

87. 妊娠期禁做的试验有

88. 甲亢禁做的试验有

(89~90 题共用备选答案)

A. 苯乙双胍

B. 二甲双胍

C. 甲苯磺丁脲

D. 水杨酸类药

E. 利尿药

89. 不能治疗儿童糖尿病的降糖药是

90. 现在在有些国家已禁止使用的降糖药是

(91~92 题共用备选答案)

A. 1500~3000mL

B. 500mL

C. 300mL

D. 2500~4000mL

E. 4500~5000mL

91. 成人每日经皮肤排除水分量为

92. 成人每日需水量为

(93~94 题共用备选答案)

A. 血清促甲状腺激素浓度的变化

B. ^{131}I 摄取率

C. 三碘甲腺原氨酸抑制试验

D. 促甲状腺激素受体抗体

E. FT_4、FT_3

93. 主要用于单纯性甲状腺肿与甲亢的鉴别诊断,也可作为抗甲状腺药物治疗甲亢的停药指标是

94. 诊断甲亢的传统方法,现在主要用于甲状腺毒症病因的鉴别的是

(95~96 题共用备选答案)

A. 丙戊酸钠

B. 苯妥英钠

C. 卡马西平

D. 扑痫酮

E. 乙琥胺

95. 治疗癫痫强直性发作,应首选的药物是

96. 治疗癫痫阵挛性发作,应首选的药物是

(97~98 题共用备选答案)

A. 化痰开窍,健脾醒神

B. 健脾益气,豁痰开窍

C. 燥湿化痰,豁痰开窍

D. 活血化瘀,温补脾肾

E. 活血化瘀,开窍醒神

97. 血管性痴呆痰浊阻窍证,其中医治法是

98. 血管性痴呆瘀血内阻证,其中医治法是

(99~100 题共用备选答案)

A. 利尿排毒

B. 血液净化

C. 血液透析

D. 血液灌流

E. 血浆置换

99. 用于清除血液中分子量较小和非脂溶性的毒物的措施是

100. 用于治疗血液中毒浓度明显增高、中毒严重的措施是

一、A型题（单句型最佳选择题）

答题说明

以下每一道考题下面有A、B、C、D、E五个备选答案。请从中选择一个最佳答案。

1. 张某，男，67岁。既往有肺心病病史20余年，现症见呼吸浅短难续，张口抬肩，不能平卧，心悸，咳嗽，汗出，舌质淡苔白润，脉沉细无力。血气分析：pH值7.288，动脉血二氧化碳分压75mmHg，HCO_3^- 27.6mmol/L，剩余碱5mmol/L。其病证结合诊断是
   A. 代谢性酸中毒，肺脾气虚证
   B. 呼吸性酸中毒，肺脾气虚证
   C. 呼吸性酸中毒合并代谢性酸中毒，肺肾气虚证
   D. 代谢性酸中毒，肺肾气虚证
   E. 呼吸性酸中毒合并代谢性碱中毒，肺肾气虚证

2. 患者，女，53岁。近2月来午后低热，剧烈咳嗽，痰中带血，进食少，乏力，消瘦，应用抗生素及止咳化痰药物无效，X线检查未见异常，血沉未见增快，痰中找到结核菌。现症见咳呛气急，痰少黏稠，时时咯血，血色鲜红，午后潮热，五心烦热，盗汗量多，心烦失眠，舌红绛，苔黄有剥脱，脉细数。应首先考虑的病证结合诊断是
   A. 急性气管、支气管炎，阴虚火旺证
   B. 慢性支气管炎，肺阴亏虚证
   C. 肺结核，阴虚火旺证
   D. 过敏性肺炎，风热犯肺证
   E. 支气管哮喘，肺阴亏虚证

3. 患者，男，57岁。胸骨后持续闷痛5小时不缓解来诊，心电图示急性广泛前壁心肌梗死。下列治疗宜首选
   A. 硝酸甘油静脉注射
   B. 酚妥拉明静脉注射
   C. 美托洛尔静脉注射
   D. 西地兰静脉注射
   E. 尿激酶溶栓治疗

4. 患者，男性，20岁。既往无心脏病史，踢足球时突然心脏骤停，颈动脉搏动消失。首先进行的抢救是
   A. 气管插管
   B. 人工呼吸
   C. 胸外按压
   D. 建立静脉通道
   E. 心脏起搏

5. 患者，男性，22岁。急性病毒性心肌炎住院2周。24小时动态心电图监测结果示夜间出现间歇性Ⅱ度房室传导阻滞，呈文氏现象，心率为48次/分。此时应首选的处理是
   A. 人工心脏起搏
   B. 异丙肾上腺素静脉点滴
   C. 激素治疗
   D. 维持原治疗
   E. 干扰素治疗

6. 患者，女性，56岁。心悸失眠1月余。思虑过度则见心悸，眩晕，失眠，多梦，食少，体倦乏力，面色无华，舌淡，脉细弱。其中医证型是
   A. 肝气乘脾
   B. 气血不足
   C. 心神不宁
   D. 心肾不交
   E. 肝火犯胃

7. 患者，男性，78岁。既往有下壁心梗病史。现症见心悸气短，动则加剧，面色苍白，腰膝酸软，小便清长，下肢浮肿，舌质淡，脉沉迟。其中医治法是

A. 温补心阳,通脉定悸

B. 温补心肾,蠲饮宁心

C. 益气养阴,养心通脉

D. 补血养心,益气健脾

E. 理气化痰,宁心通脉

8. 患者,男性,65岁。胸闷痛反复发作10年,加重1小时。现患者胸闷痛彻背,心慌,大汗出,四肢厥冷,面色唇甲青紫,脉沉微欲绝。应首先考虑的病证结合诊断是

A. 急性心肌梗死,气阴两虚证

B. 心绞痛,寒凝心脉证

C. 急性心肌梗死,心阳欲脱证

D. 心绞痛,心肾阳虚证

E. 急性心肌梗死,寒凝心脉证

9. 患者,女,48岁。进行性厌食和上腹部胀痛、进食发噎1年。面色苍白,舌质红苔白,脉弦。肝功能正常,大便隐血试验持续阳性。其中医证型是

A. 肝胃不和证

B. 脾胃虚寒证

C. 胃热伤阴证

D. 气血两虚证

E. 痰湿阻胃证

10. 患者,男,50岁。肝硬化腹腔积液明显,1周前呕血、黑便。近日其烦躁不安,行为失常。轻度黄疸,两手举起时腕部阵发颤抖。应首先考虑的诊断是

A. 脑贫血

B. 震颤性麻痹

C. 氮质血症

D. 安眠药过量

E. 肝性脑病

11. 患者,男,59岁。反复不规则上腹痛3年。近日来,其纳差,突然呕血3次,每次300mL,积极治疗24小时,仍不能止血。血压92/52mmHg。进一步治疗措施是

A. 注射蛇毒血凝酶(注射用)

B. 雷尼替丁静脉滴注

C. 胃内去甲肾上腺素灌注

D. 尽快手术治疗

E. 输液输血

12. 患者,男,36岁。2天来,其排柏油样便6次,今晨昏倒急诊入院。既往无上腹痛及肝病史,近期无服药史。查体:血压60/40mmHg,脉搏130次/分。首选给予的治疗是

A. 立即镜下检查并行镜下止血

B. 口服抑酸药

C. 补充血容量

D. 冰盐水洗胃

E. 口服去甲肾上腺素

13. 患者,男性,25岁。发热,牙龈出血,皮肤瘀斑5天,胸骨压痛明显,肝脾肋下可触及。查:血红蛋白70g/L,白细胞50×10^9/L,血小板20×10^9/L;骨髓原始细胞0.9,POX阴性,PAS阳性呈粗颗粒状,非特异性酯酶阴性,血清溶菌酶正常。其诊断是

A. 急性粒细胞白血病

B. 急性早幼粒细胞白血病

C. 急性单核细胞白血病

D. 急性淋巴细胞白血病

E. 急性红白血病

14. 患者,男性,35岁。其半年来逐渐贫血,不发热,无出血症状,尿呈浓茶色,巩膜轻度黄疸,肝脾不大,血红蛋白82g/L,白细胞5.6×10^9/L,血小板93×10^9/L,网织红细胞5%。为确诊首先应行

A. 骨髓穿刺

B. 血清铁检查

C. 尿含铁血黄素检查

D. 抗人球蛋白试验

E. 酸化血清溶血试验

15. 患者,女性,60岁。身高172cm,体重66kg,近来夜尿明显增多,空腹血糖6.4mmol/L。1月后做OGTT显示:空腹血糖6.7mmol/L,餐后2小时血糖6.1mmol/L。以下哪项考虑是正确的
   A. 可除外糖尿病
   B. 应重复1次OGTT
   C. 可能患有隐性糖尿病
   D. 应重复1次餐后2小时血糖
   E. 应做24小时尿糖定量

16. 患者,男,67岁。诊断为阿尔茨海默病,现症见心烦躁动,言语颠倒,歌笑不休,大便秘结,口干咽燥,舌红苔黄,脉滑数。中医辨证是
   A. 心肝火旺证
   B. 心火上炎证
   C. 肝阳上亢证
   D. 心脾两虚证
   E. 心肝血虚证

17. 患者,女性,55岁。糖尿病史10年。近2月来感双足趾端麻木,大腿皮肤针刺样疼痛伴尿失禁、无汗就诊。查体:消瘦,营养欠佳,双手骨间肌萎缩,肌力Ⅳ级。双肺未闻及干、湿啰音,病理反射阴性。空腹血糖14.1mmol/L,酮体阴性。下列哪项是最可能的诊断
   A. 糖尿病并发脑血管意外
   B. 糖尿病性神经病变
   C. 糖尿病性感觉神经病变
   D. 糖尿病性自主神经病变
   E. 糖尿病微血管病变

18. 患者,男,42岁。结肠炎病史5年。每日腹泻7～10次,呈水样便,夹有黏液,近半月乏力明显加重,下肢尤甚。实验室检查:血钠140mmol/L,血钾2.3mmol/L。诊断为低钾血症,给予补钾治疗。应给予的补钾量是
   A. 100mmol
   B. 200mmol
   C. 300mmol
   D. 400mmol
   E. 500mmol

19. 患者,女性,58岁。5年前其确诊糖尿病,长期口服格列吡嗪控释片(每日5mg)。坚持服用普伐他汀(40mg 睡前服)6个月并严格坚持低脂饮食。无冠心病家族史。近日其行运动后心肌核素扫描提示心尖部充盈缺损。其血脂和血糖如下:TC 6.23mmol/L,TG 1.80mmol/L,LDL 4.12mmol/L,HDL 1.10 mmol/L,GLU 6.20mmol/L。依据上诉情况,应向其推荐以下治疗措施
   A. 普伐他汀改为吉非贝齐每次0.3g,每日3次
   B. 停用普伐他汀,改用辛伐他汀40mg 或阿托伐他汀20mg,睡前服
   C. 加用考来烯胺每日1g,并继续服用普伐他汀
   D. 加用烟酸每次1g,每日2次
   E. 减少新鲜水果和脂肪的摄入,以降低甘油三酯水平

20. 患者,女性,66岁。既往有糖尿病病史10余年,长期口服降糖药治疗,血糖控制差。查体:身高158cm,体重76kg。给予人胰岛素(总量60U/d)治疗2周后,血糖仍为11.3～18.6mmol/L。目前首先考虑患者存在
   A. 胰岛素抵抗
   B. 胰岛素抗药性
   C. 胰岛素过敏
   D. 胰岛素过量
   E. 黎明现象

21. 某糖尿病酮症酸中毒昏迷患者,治疗后血糖及意识很快恢复正常,此后2小时内又突然昏迷。首先考虑为
   A. 酸中毒加剧
   B. 脑出血
   C. 胰岛素过量致严重低血糖
   D. 低血糖后反跳性高血糖
   E. 脑水肿

22. 患者,男性,80岁。其患2型糖尿病合并肺心病,长期服用磺脲类加二甲双胍治疗至今,2天前因慢性支气管炎急性感染,出现明显发绀,甚至昏迷。首先应考虑
   A. 酮症酸中毒
   B. 高渗性非酮症糖尿病昏迷
   C. 乳酸性酸中毒
   D. 水中毒
   E. 低血糖

23. 患者,男性,80岁。既往有糖尿病病史10余年,口服降糖药7年,胰岛素治疗3年,血糖控制可。患者出现下肢疼痛、发冷1个月,以行走时明显,休息后可缓解。查体:双侧足背动脉搏动消失,皮肤完好。需要进一步检查
   A. 下肢神经诱发电位检测
   B. 下肢动脉超声检测
   C. 下肢骨密度检测
   D. 下肢关节X线片
   E. 下肢肌电图检测

24. 患者,男,32岁。其于劳动中突然出现剧烈头痛、呕吐,并发四肢抽搐1次。查体:颈项强直,克氏征、布氏征阳性。头颅CT:蛛网膜下腔可见高密度影。最可能的诊断是
   A. 脑梗死
   B. 丘脑出血
   C. 蛛网膜下腔出血
   D. 桥脑出血
   E. 小脑出血

25. 某女,55岁,反复双手近端指间关节、掌指关节肿痛1年,曾间断使用非甾体消炎药,症状有所缓解,近1个月出现低热,关节肿胀加重,并出现肘关节鹰嘴突皮下结节。ESR 56mm/h。最适宜的治疗措施是
   A. 改用糖皮质激素
   B. 关节置换术
   C. 选用慢作用抗风湿药
   D. 应用非甾体消炎药
   E. 加用青霉素

26. 患者,女,38岁,类风湿关节炎1年,现午后发热,盗汗,口干咽燥,手足心热,关节肿胀疼痛,小便赤涩,大便秘结,舌红少苔,脉细数。其中医治法是
   A. 清热利湿,祛风通络
   B. 养阴清热,祛风通络
   C. 祛风散寒,清热化湿
   D. 活血化瘀,祛痰通络
   E. 益肝肾,补气血,祛风湿,通经络

27. 患者,女,30岁。指间关节红肿疼痛。诊断类风湿关节炎最有意义的实验室指标是
   A. 血清抗链球菌溶素"O"阳性
   B. 抗链球菌激酶阳性
   C. 抗透明质酸酶阳性
   D. 血沉加快
   E. 类风湿因子阳性

28. 患者发热,口苦,饮食无味,纳呆或有恶心,泛泛欲吐,关节肿痛以下肢为重,全身困乏无力,下肢沉重酸胀,浮肿或有关节积液,舌苔黄腻,脉滑数。其中医证型是
   A. 湿热痹阻证
   B. 寒热错杂证
   C. 阴虚内热证

D. 脾胃虚弱证

E. 肝肾不足证

29. 患者,女,52岁。面部红斑,心悸怔忡,健忘失眠,多梦,面色不华,肢体麻木,舌淡苔薄白,脉细缓。其中医治法是
   A. 祛风通络
   B. 清热祛风
   C. 凉血活血
   D. 益气养血
   E. 健脾补肾

30. 患者,女性,38岁。其患系统性红斑狼疮并发缺血性骨坏死。下列措施正确的是
   A. 继续服用激素
   B. 加强活动,促进血液循环,利于恢复
   C. 采用不负重体位6个月
   D. 不应行外科人工股骨头置换
   E. 换用环磷酰胺治疗

31. 男性患者,32岁。其因脓毒败血症并发休克和急性呼吸窘迫综合征行机械通气治疗。FiO 60%,其PaO$_2$仍低于8kPa,拟加用呼气末正压(PEEP),压力选择应该
   A. 逐步增加压力,以不超过+1.47kPa而PaO$_2$达到8kPa为宜
   B. 逐步增加压力,以不超过+1.96kPa而PaO$_2$达到8kPa为宜
   C. 逐步增加压力,以不超过+0.98kPa而PaO$_2$达到8kPa为宜
   D. 使FiO$_2$降至60%以下,PaO$_2$提高至8kPa以上,压力可以不限制
   E. 休克患者禁忌机械通气和应用PEEP

32. 患者,50岁。既往有高血压病史10年。突起呼吸困难,咯粉红色泡沫痰,测血压为198/102mmHg,宜首选的药物是
   A. 异丙肾上腺素
   B. 利血平

C. 硝普钠

D. 尼群地平

E. 卡托普利

33. 患者,男,49岁。其因寒战、高热、咳嗽4天入院。查体:血压110/70mmHg,急性病容,呼吸急促,口唇发绀,右下肺可听到支气管呼吸音。X线胸片示:肺段大片、均匀炎症浸润阴影。实验室检查:白细胞总数11.9×10^9/L,中性粒细胞0.76%。下列治法错误的是
   A. 一经诊断应立即开始抗生素治疗
   B. 首选青霉素G
   C. 病人应卧床休息,宜食用营养而易消化的食物
   D. 可应用大环内酯类、氟喹诺酮类、头孢菌素类药物治疗
   E. 首先应用退热剂,使体温尽快恢复正常

34. 患者,男,59岁。其素有蛋白尿,诊为慢性肾炎,近2个月因工作劳累,有明显疲劳感。查血常规,血红蛋白85g/L,红细胞280×10^{12}/L,急查血肌酐345μmol/L,血尿素氮16.7mmol/L,血钾6.7mmol/L。应采取的治疗措施是
   A. 口服利尿剂
   B. 肾脏移植
   C. 注射促红细胞生成素
   D. 血液透析
   E. 口服氧化淀粉

35. 患者,女,60岁。其逐渐出现记忆障碍,以记忆力受损为主,掌握知识能力逐渐下降,社交能力下降,伴有言语困难,不能准确判断物品位置。应考虑的诊断是
   A. 蛛网膜下腔出血
   B. 脑出血
   C. 腔隙性脑梗死
   D. 阿尔茨海默病

E. 癫痫

36. 患者,男,43岁。其因尿频、尿急、尿痛就诊,考虑为尿路感染。给予庆大霉素静脉滴注,1天后小便减少,24小时尿量80mL,急查血肌酐278μmol/L,血尿素氮18.4mmol/L。应考虑的诊断是
A. 急性肾炎
B. 尿路感染
C. 急性肾衰竭
D. 弥漫性血管内凝血
E. 尿道炎

37. 患者,女,78岁。诊断为帕金森病。现症见表情呆钝,肢体振幅大,动作迟缓,肢体拘痉,活动笨拙,头晕目眩。耳鸣健忘,急躁易怒,多梦,腰膝酸软。舌红苔少,脉弦细数。其中医辨证是
A. 气血两虚证
B. 肝肾阴虚证
C. 风痰阻络证
D. 血瘀动风证
E. 阴阳两虚证

38. 患者,男,70岁。左侧胸闷痛持续3小时,疼痛向左肩放射,劳累后诱发,心烦少寐,伴心悸,气短,头晕,乏力,大汗出,舌淡紫苔薄白,脉细弱。其中医治法是
A. 豁痰活血,理气止痛
B. 益气活血,祛瘀止痛
C. 益气滋阴,通脉止痛
D. 回阳救逆,益气固脱
E. 温阳利水,通脉止痛

39. 患者,女,55岁。既往有高血压病史10年。患者于日前活动时突然出现口角㖞斜,言语不利,四肢无力。头颅CT示:深穿支可见一个直径为7mm圆形腔隙性低密度阴影,边界清晰。应考虑的诊断是

A. 脑出血
B. 癫痫
C. 腔隙性脑梗死
D. TIA
E. 蛛网膜下腔出血

40. 患者,女,40岁。10多年来经常咳嗽,有时咳黄痰,3天前突然咯血约150mL。查体:心肺无明显阳性体征。X线胸片:双肺下野纹理略增粗。应首先考虑的诊断是
A. 慢性支气管炎
B. 支气管扩张症
C. 支气管内膜结核
D. 支气管癌
E. 支气管囊肿继发感染

41. 患者,女,28岁。其反复胃胀不适,面色苍白。检查发现重度贫血;胃镜见胃体黏膜萎缩。此病例首先考虑的诊断是
A. 慢性胃体炎
B. 慢性胃窦炎
C. 慢性浅表性胃炎
D. 急性单纯性胃炎
E. 急性糜烂出血性胃炎

42. 患者,男,70岁。其上腹部无规律性隐痛2个月,1小时前呕咖啡样物150mL,排出柏油样便300mL来诊。患者无肝病史。查体:血压90/60mmHg,心率110次/分,上腹部轻度压痛,肝脾肋下未触及。血红蛋白90g/L。其止血措施最好选择
A. 维生素K静脉滴注
B. 奥美拉唑静注
C. 6-氨基己酸静脉滴注
D. 三腔两囊管压迫
E. 垂体后叶素静脉滴注

43. 患者,女,34岁。其近1周咳嗽,发热,今晨起感胸闷、心悸。心电图PR间期0.22s,P

波规律出现,无 QRS 波脱落。其最可能考虑的诊断是
A. 正常心电图
B. 窦性心律不齐
C. 低钾血症
D. 二度Ⅰ型房室传导阻滞
E. Ⅰ度房室传导阻滞

44. 患者,女,63 岁。既往有慢性支气管炎病史 30 余年,2 日前因着凉病情加重。现症见咳喘气急,咽痒,胸闷,痰白量多,伴有恶寒发热,舌苔薄白,脉浮紧。其首选的方剂是
A. 三拗汤合止嗽散
B. 二陈汤合三子养亲汤
C. 小青龙汤合六君子汤
D. 射干麻黄汤合玉屏风散
E. 以上均不对

45. 患者,女,35 岁。双肘、腕、手指近端指间关节肿痛 2 年,加重 2 周,以类风湿关节炎收入院。给予泼尼松、布洛芬和青霉胺治疗,后出现恶心、反酸和胃部不适。此症状可能是
A. 青霉胺不良反应
B. 布洛芬不良反应
C. 泼尼松不良反应
D. 病情加重所致
E. 进食不当所致

46. 患者,男,68 岁。肺心病多年,现症见喘息气粗,烦躁,胸满,咳嗽,痰黄,黏稠难咳,微恶寒,有汗不多,溲黄便干,口渴,舌边尖红苔黄,脉滑数。治疗应首选的方剂是
A. 苏子降气汤
B. 生脉散
C. 补肺汤
D. 越婢加半夏汤
E. 小青龙汤

47. 患者,女,78 岁。诊断为脑血栓。现症见半身不遂,舌强不语,口眼㖞斜,偏身麻木,口黏痰多,腹胀便秘,头晕目眩,舌红苔黄腻,脉弦滑。其中医治法是
A. 通腑泄热,化痰理气
B. 清热化痰,醒神开窍
C. 辛温化痰,开窍息风
D. 清热泻火,通络化痰
E. 活血通络,化痰开窍

48. 王某,男,30 岁。突发寒战高热,咯吐铁锈色痰,伴胸痛、心悸。查体:心率 125 次/分,呼吸急促,口唇发绀,左下肺叩诊呈浊音,可闻及管状呼吸音。血常规:白细胞总数 11.6×10^9/L。治疗应首选的措施是
A. 针对病原菌选用有效抗生素
B. 畅通气道,吸氧
C. 应用糖皮质激素
D. 纠正水、电解质和酸碱紊乱
E. 应用血管活性药物

49. 患者,女,50 岁。进行性厌食和上腹部胀痛,进食发噎,日益消瘦 1 年。查体:面色苍白,双下肢轻微水肿,舌红苔白,脉弦。肝功能正常,大便隐血试验持续阳性,尿常规未发现异常。其中医治法是
A. 燥湿健脾,化痰和胃
B. 清热和胃,养阴润燥
C. 健脾养阴,益胃止痛
D. 温中散寒,健脾和胃
E. 疏肝和胃,降逆止痛

50. 患者,男,56 岁。既往有胃溃疡病 10 年。现胃痛隐隐,喜温喜按,畏寒肢冷,泛吐清水,腹胀便溏,舌淡胖,边有齿痕,苔白,脉迟缓。治疗应首选的方剂是
A. 黄芪建中汤
B. 活络效灵丹合丹参饮
C. 化肝煎合左金丸

D. 一贯煎合芍药甘草汤 E. 柴胡疏肝散合五磨饮子

二、A3/A4 型题

> **答题说明**
> 以下提供若干个案例,每个案例下设若干考题。请根据各考题题干所提供的信息,在每题下面的 A、B、C、D、E 五个备选答案中选择一个最佳答案。

(51~53 题共用题干)

李某,女,56 岁。其突发寒战高热,咳嗽咳痰,右胸痛 3 天,予退热剂后出现大汗淋漓,头晕,眼花,心悸,速来急诊。现症见干咳少痰,咳嗽声低,气短神疲,身热,手足心热,自汗,心胸烦闷,口渴欲饮,舌红苔薄黄,脉细数。查体:血压 70/45mmHg,心率 110 次/分,呼吸急促,口唇发绀,右下肺叩浊音,可闻及管状呼吸音。血常规:白细胞 12.6×10^9/L;中性粒细胞 0.86%。X 线示:右下肺大片炎症浸润阴影。

51. 其病证结合诊断是
 A. 肺炎球菌肺炎,气阴两虚证
 B. 肺脓肿,气阴两虚证
 C. 休克型肺炎,正虚邪恋证
 D. 支原体肺炎,肺阴亏虚证
 E. 葡萄球菌肺炎,肺阴亏虚证

52. 其中医治法是
 A. 益气养阴,润肺化痰
 B. 养阴清肺,止咳化痰
 C. 益气养阴,宽胸止咳
 D. 滋阴润肺,化痰平喘
 E. 益气养阴,理气化痰

53. 治疗首选的方剂是
 A. 桑菊饮
 B. 苇茎汤
 C. 清营汤
 D. 生脉散
 E. 竹叶石膏汤

(54~56 题共用题干)

患者,女,35 岁。4 周前感冒后一直低热,咽痛,1 周来心悸胸闷,斑疹隐隐,烦躁不安,舌红绛苔黄燥,脉细数。查体:心尖部可闻及乐音样收缩期杂音,超声心电图发现赘生物,2 次血培养阳性。

54. 其最可能的诊断是
 A. 风心病
 B. 斑疹伤寒
 C. 急性肾小球肾炎
 D. 风湿热
 E. 感染性心内膜炎

55. 其中医治法是
 A. 疏风清热,辛凉解表
 B. 清热生津,泻火解毒
 C. 清营解毒,凉血活血
 D. 滋阴清热,凉血活血
 E. 益气养阴,活血祛瘀

56. 治疗首选的方剂是
 A. 银翘散
 B. 白虎汤合五味消毒饮
 C. 清营汤合犀角地黄汤
 D. 青蒿鳖甲汤
 E. 生脉散合补阳还五汤

(57~59 题共用题干)

患者,男,60 岁。症见进行性厌食,上腹部胀痛,进食发噎,呕吐痰涎 3 个月。查体:面色苍白,苔白腻,脉弦滑。肝功能正常,大便隐血试验持续阳性。

57. 应首先考虑的诊断是
 A. 慢性胃炎
 B. 胃癌
 C. 胃溃疡

D. 慢性肝炎
E. 肝癌

58. 其中医证型是
    A. 肝胃不和证
    B. 脾胃虚寒证
    C. 胃热伤阴证
    D. 气血两虚证
    E. 痰气交阻证

59. 治疗首选的方剂是
    A. 柴胡疏肝散
    B. 开郁二陈汤
    C. 八珍汤
    D. 理中汤
    E. 海藻玉壶汤

(60~64题共用题干)

患者,女,35岁。既往有慢性胆囊炎病史。其饱食后突起持续性上腹部剧痛,痛引两胁,恶心,呕吐,口干苦。检查:体温38℃,脉搏103次/分,血压110/70mmHg,腹部稍膨胀,剑突下有轻压痛及反跳痛。舌淡红苔白,脉弦细。血清淀粉酶600U/L(苏氏法)。

60. 首先考虑的诊断是
    A. 胃溃疡穿孔
    B. 急性胰腺炎
    C. 胆囊结石
    D. 急性胃炎
    E. 急性胆囊炎

61. 其中医证型是
    A. 肝胆湿热证
    B. 肠胃热结证
    C. 肝郁气滞证
    D. 热毒炽盛证
    E. 肝肾阴虚证

62. 治疗首选的方剂是
    A. 一贯煎合膈下逐瘀汤加减
    B. 安宫牛黄丸加减
    C. 清胰汤加减
    D. 大承气汤加减

E. 小柴胡汤加减

63. 若饮食停滞,嗳腐吞酸,可加用的中药是
    A. 麦芽、山楂
    B. 金银花、连翘
    C. 炒莱菔子、厚朴
    D. 蒲公英、山药
    E. 芒硝、大黄

64. 若考虑患者出现重症胰腺炎,最具有诊断价值的实验室指标是
    A. 血清脂肪酶增高
    B. 血清淀粉酶增高
    C. 血钙降低
    D. 血胆红素增高
    E. 影像检查胰腺增大

(65~67题共用题干)

患者,男性,20岁。发热2周,体温38℃~39℃。查体:皮肤散在紫斑,颈部淋巴结及腋下可触及肿大,脾下界位于肋下3cm处。血常规:血红蛋白85g/L,白细胞10×10^9/L,血小板25×10^9/L。

65. 对诊断帮助最大的检查是
    A. 血细胞培养
    B. 白细胞分类
    C. 胸部X线片
    D. 骨髓象检查
    E. 血小板抗体测定

66. 此患者在治疗3周后,出现高热、头痛、呕吐、凯尔尼格征阳性,应采取的治疗方案是
    A. 应用广谱抗生素
    B. 链霉素、异烟肼、利福平联合治疗
    C. 化疗、鞘内注药MTX
    D. 肾上腺皮质激素、头孢类抗生素
    E. 输血小板

67. 此病人在发热、头痛、呕吐第二日做脑脊液检查,最可能的发现是
    A. 脑脊液中性粒细胞增高
    B. 细菌培养阳性
    C. 脑脊液中发现结核杆菌

D. 脑脊液蛋白量显著增高、糖定量减低
E. 脑脊液中白血病细胞增加

(68~69题共用题干)

患者,女,23岁。其月经增多8个月,2周来牙龈出血,下肢皮肤散在出血点及瘀斑。血红蛋白78g/L,白细胞5.0×10^9/L,血小板计数48×10^9/L。临床诊断为特发性血小板减少性紫癜。

68. 该患者激素治疗半年后,效果不佳。首先应考虑
   A. 加大糖皮质激素剂量继续使用
   B. 改用达那唑
   C. 抗纤溶治疗
   D. 血浆置换
   E. 脾切除

69. 若该患者治疗中出现严重出血,首选治疗药物是
   A. 西咪替丁
   B. 云南白药
   C. 大剂量丙种球蛋白
   D. 皮质激素
   E. 长春新碱

(70~72题共用题干)

患者,男性,30岁。主诉:乏力3个月,伴左上腹饱胀感。体检:浅表淋巴结未触及,肝未触及,脾下界位于肋下5cm处。血常规:血红蛋白90g/L,白细胞170×10^9/L,血小板300×10^9/L;原粒细胞0.01,晚幼粒0.4,杆状核0.34,分叶核0.1,嗜碱性粒细胞0.02,中性粒细胞碱性磷酸酶阴性。

70. 如需明确诊断,应首选做的检查是
   A. 肝脾B超
   B. 腹部CT
   C. 骨髓检查和活检
   D. 血沉
   E. 蛋白电泳

71. 进一步检查还需要做的检查是
   A. 铬红细胞半寿命期
   B. 染色体
   C. MRI
   D. 同位素骨扫描
   E. 淋巴管造影

72. 其治疗最常用的药物是
   A. 环磷酰胺
   B. 泼尼松
   C. 柔红霉素
   D. 阿霉素
   E. 羟基脲

(73~75题共用题干)

患者,女性,20岁。多饮、多尿、纳差伴体重下降半年就诊。体检身高161cm,体重55kg。血糖19.2mmol/L,尿酮体阳性。

73. 此时应按下列哪项方案制订饮食治疗措施
   A. 按实际体重计算饮食
   B. 按标准体重计算饮食
   C. 按标准体重计算饮食,参考实际体重逐步调整
   D. 按标准体重计算饮食,糖类越少越好
   E. 按标准体重计算饮食,增加蛋白质比例

74. 根据目前情况,下列哪项治疗方案是最佳选择
   A. 应用双胍类降糖药
   B. 应用长效胰岛素治疗
   C. 应用短效胰岛素治疗
   D. 应用磺脲类降糖药治疗
   E. 应用混合胰岛素治疗

75. 在治疗1月后空腹血糖为14mmol/L,中、晚餐前血糖控制较满意。此时何种措施为最佳选择
   A. 中、晚餐前加用中效胰岛素
   B. 睡前增加1次短效胰岛素
   C. 晚餐减量
   D. 睡前加用口服二甲双胍
   E. 加强午夜及凌晨血糖监测,然后再调整胰岛素用量

(76~78题共用题干)

患者,女性,64岁。其曾被诊断为"轻型糖尿病",饮食控制即可使血糖在"正常范围"。10天前,其因口齿不清、昏迷2天转入本院治疗。

76. 下列条件对患者不利的是
A. 平时未用双胍类药物治疗
B. 平时未用磺脲类药物治疗
C. 本次发病后未用胰岛素皮下注射
D. 本次发病后未用胰岛素静脉注射
E. 本次发病后用了较大量的10%葡萄糖及甘露醇静脉注射

77. 为鉴别糖尿病昏迷的类型,下列应首先进行的检查是
A. 头颅CT或MRI
B. 脑脊液检查
C. 动脉血气分析
D. 血糖、电解质、肾功能检查
E. 糖化血红蛋白测定

78. 患者入院后2天,昏迷加深,并出现局限性癫痫发作多次。应立即给予的最佳治疗药物为
A. 足量镇静剂
B. 低渗盐水及小剂量胰岛素治疗
C. 25%山梨醇静滴
D. 碳酸氢钠静滴
E. 呼吸兴奋剂

(79~80题共用题干)

患者,男性,37岁。既往有高血压病史。其长期口服降压药治疗,冠状动脉计算机断层扫描发现右冠状动脉有中等程度钙化,但无临床症状。查血脂 TC 6.83mmol/L,TG 2.34mmol/L,LDL 4.62mmol/L,HDL 0.98mmol/L。

79. 该患者调脂药物首选
A. 他汀类
B. 贝特类
C. 胆酸螯合树脂类
D. 烟酸及其衍生物
E. 鱼油制剂w-3脂肪酸

80. 该患者调脂治疗的目标值是
A. TC < 5.20mmol/L(200mg/dl);LDL < 3.12mmol/L(120mg/dl)
B. TC < 5.72mmol/L(220mg/dl);LDL < 3.64mmol/L(140mg/dl)
C. TC < 4.68mmol/L(180mg/dl);LDL < 2.60mmol/L(100mg/dl)
D. LDL < 2.08mmol/L(80mg/dl)
E. LDL < 1.8mmol/L(70mg/dl)

(81~83题共用题干)

王某,男,60岁。患者逐渐出现失语、记忆力衰退、计算力下降。现症见左侧肢体活动不利,左侧感觉障碍,表情呆滞,行动迟缓,口齿不清,腰膝酸软,食少纳呆,少气懒言,流涎,舌淡体胖苔白,脉沉弱。

81. 其病证结合诊断是
A. 血管性痴呆,脾肾两虚证
B. 脑出血,肝肾阴虚证
C. 脑梗死,心脾两虚证
D. 蛛网膜下腔出血,肾阴亏虚证
E. 腔隙性脑梗死,脾肾两虚证

82. 若患者出现畏寒肢冷,则可加的中药是
A. 附子,肉桂
B. 党参,黄芪
C. 巴戟天,续断
D. 细辛,干姜
E. 附子,生姜

83. 若患者出现短气乏力,则可加的中药是
A. 党参,白术
B. 人参,麦冬
C. 黄芪,紫河车
D. 党参,黄精
E. 茯苓,白术

(84~88题共用题干)

中年女性,面部可见蝶形红斑,反复发热伴关节痛3月,泡沫尿、纳差、四肢无力1月,

消瘦 5kg,四肢近端肌力 4 级。血红蛋白 69g/L。

84. 其中医诊断是
   A. 蝶疮流注
   B. 痹证
   C. 虚劳
   D. 痿证
   E. 内伤发热

85. 患者近 2 月来出现重度浮肿,尿少,血肌酐快速上升至 445μmol/L。现症见面色不华,神疲乏力,畏寒肢冷,舌胖、舌偏红,苔薄白,脉细弱。其中医证型是
   A. 气营热盛证
   B. 阴虚内热证
   C. 热郁积饮证
   D. 脾肾两虚证
   E. 瘀热痹阻证

86. 治疗首选的方剂是
   A. 独活寄生汤
   B. 济生肾气丸
   C. 羌活胜湿汤
   D. 蠲痹汤
   E. 半夏白术天麻汤

87. 入院前 1 天,患者突然出现全身抽搐 1 次,时间约 2 分钟,继之昏迷。血压 180/108mmHg,心率 62 次/分,心前区可闻及心包摩擦音,巴宾斯基征阴性。尿蛋白(++);血钾 6.5mmol/L,血钠 132mmol/L,血钙 1.3mmol/L,血磷 3.4mmol/L,二氧化碳结合力 9mmol/L。心电图:Ⅱ度Ⅰ型房室传导阻滞。根据上述临床表现,最可能的诊断是
   A. 高血压脑病
   B. 低钙血症抽搐
   C. 脑卒中
   D. 尿毒症脑病
   E. 阿-斯综合征

88. 应立即采取的治疗措施是
   A. 静脉滴注硝普钠
   B. 静脉推注 5% 葡萄糖酸钙
   C. 静脉推注 25% 甘露醇
   D. 静脉推注地西泮
   E. 静脉推注肾上腺素

(89~92 题共用题干)

患者,女性,58 岁。10 天前,其曾划破右下肢皮肤。3 天来高热,伴皮肤瘀点。血压 80/50mmHg。诊断为败血症、感染中毒性休克。经积极治疗后仍高热不退,且出现气急,未吸氧时 PaO_2 45mmHg。X 线示肺纹理增粗、模糊。

89. 该患者出现呼吸困难的原因首先考虑为
   A. 肺栓塞
   B. 血源性肺脓肿
   C. 左心功能不全
   D. ARDS
   E. 合并支气管哮喘

90. 为排除或确诊左心衰竭,最有意义的检测为
   A. 平均肺动脉压
   B. 心电图
   C. 肺动脉楔嵌压
   D. 胸部 CT
   E. 右室舒张末期压

91. 如患者呼吸困难进行性加重,决定采取人工气道机械通气,则推荐方式为
   A. 高频通气
   B. GPAP
   C. PEEP
   D. 反比通气
   E. A+C

92. 该患者进行机械通气时,哪些描述不正确
   A. 如应用 PEEP 应从低水平开始,渐增加至合适水平,避免肺泡及小气道陷闭
   B. 应用较低潮气量,限制气道峰压 < 40cmH_2O
   C. 注意补充血容量,以代偿回心血量不足
   D. 吸氧浓度不宜超过 50%

E. 尽量降低 PEEP 水平,吸氧浓度可不限制

(93~95题共用题干)

患者,女性,58岁。其因慢性阻塞性肺病呼吸衰竭神志不清住院。入院后,行气管插管机械通气支持。1日后,患者神志转清,$PaCO_2$ 由 10.6kPa(80mmHg)降至5.1kPa(38mmHg)。

93. 本例患者机械呼吸通气量需要调节,主要依据下列哪一因素
    A. 随访血气了解 pH 值和有无复合性酸碱紊乱
    B. 肺静、动脉血分流量(Qs/Qt)
    C. PaO_2
    D. 患者神志状况
    E. 肺泡-动脉血氧分压差(PaO_2)

94. 为预防气压伤并发症,应特别注意呼吸机的哪一参数
    A. 内源性呼吸末正压
    B. 吸/呼比值
    C. 呼吸频率
    D. 吸气压,尤其是吸气峰压
    E. 呼出气 PCO_2

95. 为预防或避免呼吸机相关肺炎,应特别注意
    A. 防止呕吐物吸入
    B. 避免使用 H_2 受体阻滞剂,防止胃液 pH 值升高
    C. 预防性应用高效、广谱抗生素
    D. 静脉应用高剂量丙种球蛋白
    E. 需将病人安置于隔离病室

(96~100题共用题干)

患者,男,55岁。胸闷痛反复发作3年,今日突然加重,且持续不缓解将近3小时。现见胸痛剧烈,犹如针刺,胸闷如窒,气短痰多,心悸不宁,腹胀纳呆,恶心呕吐,舌苔浊腻,脉滑。查体:血压80/40mmHg,颈静脉充盈,肝大。心电图:V_3 到 V_5 导联 ST 段抬高,CK-MB 明显升高。

96. 其最可能的诊断是
    A. 心力衰竭
    B. 急性前壁心肌梗死
    C. 急性右室心肌梗死
    D. 急性肺栓塞
    E. 急性心包炎

97. 其中医证型是
    A. 气滞血瘀证
    B. 寒凝心脉证
    C. 痰瘀互结证
    D. 气阴两虚证
    E. 心阳欲脱证

98. 其中医治法是
    A. 散寒宣痹,芳香温通
    B. 豁痰活血,理气止痛
    C. 益气活血,祛瘀止痛
    D. 益气滋阴,通脉止痛
    E. 回阳救逆,益气固脱

99. 患者经治疗后血压平稳,但出现畏寒肢冷,腰部、下肢浮肿,面色苍白。宜加用的中药是
    A. 龙骨、牡蛎
    B. 瓜蒌、半夏
    C. 石菖蒲、瓜蒌
    D. 白术、人参
    E. 车前子、茯苓皮

100. 若发现患者频繁咳出泡沫痰,则该患者可能存在
    A. 右心衰竭
    B. 左心衰竭
    C. 肺衰竭
    D. 肾衰竭
    E. 上消化道出血

参考答案

基础知识

1. B	2. C	3. A	4. C	5. A	6. C	7. E	8. C	9. C	10. D
11. D	12. D	13. A	14. A	15. B	16. C	17. D	18. D	19. E	20. B
21. E	22. C	23. B	24. C	25. D	26. D	27. E	28. A	29. A	30. B
31. C	32. D	33. B	34. E	35. B	36. E	37. E	38. B	39. C	40. D
41. A	42. C	43. B	44. B	45. E	46. A	47. A	48. C	49. A	50. B
51. A	52. B	53. B	54. E	55. C	56. C	57. E	58. A	59. C	60. A
61. E	62. B	63. A	64. B	65. B	66. C	67. C	68. E	69. B	70. B
71. D	72. E	73. E	74. D	75. A	76. E	77. D	78. B	79. E	80. C
81. D	82. E	83. E	84. B	85. C	86. D	87. D	88. B	89. D	90. A
91. E	92. A	93. A	94. E	95. E	96. B	97. E	98. C	99. A	100. B

相关专业知识

1. A	2. B	3. E	4. A	5. A	6. D	7. A	8. C	9. A	10. E
11. C	12. C	13. E	14. B	15. B	16. C	17. C	18. D	19. B	20. D
21. E	22. E	23. D	24. D	25. B	26. B	27. D	28. B	29. C	30. D
31. C	32. B	33. B	34. E	35. C	36. B	37. B	38. C	39. A	40. A
41. A	42. D	43. C	44. D	45. D	46. A	47. C	48. E	49. A	50. A
51. D	52. D	53. E	54. B	55. E	56. C	57. B	58. E	59. D	60. E
61. C	62. B	63. C	64. C	65. C	66. D	67. E	68. A	69. D	70. D
71. D	72. A	73. B	74. C	75. B	76. C	77. A	78. D	79. C	80. D
81. A	82. E	83. B	84. E	85. E	86. B	87. A	88. B	89. C	90. D
91. A	92. D	93. E	94. D	95. B	96. C	97. E	98. A	99. B	100. C

专业知识

1. A	2. E	3. D	4. A	5. E	6. A	7. D	8. C	9. D	10. C
11. A	12. D	13. B	14. A	15. D	16. A	17. B	18. B	19. A	20. E
21. D	22. C	23. B	24. C	25. D	26. D	27. B	28. B	29. E	30. B
31. C	32. A	33. A	34. A	35. C	36. D	37. C	38. E	39. D	40. B
41. A	42. B	43. C	44. B	45. A	46. B	47. A	48. A	49. C	50. B
51. B	52. B	53. C	54. D	55. D	56. D	57. D	58. D	59. A	60. A
61. E	62. E	63. C	64. A	65. A	66. A	67. A	68. A	69. E	70. B
71. B	72. A	73. E	74. D	75. A	76. D	77. C	78. E	79. A	80. C
81. A	82. B	83. D	84. E	85. C	86. E	87. A	88. E	89. C	90. A
91. B	92. A	93. C	94. B	95. C	96. A	97. E	98. E	99. C	100. B

专业实践能力

1. C	2. C	3. E	4. C	5. D	6. B	7. B	8. C	9. A	10. E
11. D	12. C	13. D	14. C	15. A	16. A	17. B	18. E	19. B	20. A
21. E	22. C	23. B	24. C	25. C	26. B	27. E	28. A	29. D	30. C
31. A	32. C	33. E	34. D	35. D	36. C	37. B	38. B	39. C	40. B
41. A	42. B	43. E	44. A	45. B	46. D	47. A	48. A	49. E	50. A
51. C	52. A	53. E	54. E	55. C	56. C	57. B	58. E	59. E	60. B
61. C	62. E	63. A	64. C	65. D	66. C	67. E	68. E	69. C	70. C
71. B	72. E	73. C	74. C	75. E	76. E	77. D	78. B	79. A	80. C
81. A	82. C	83. C	84. A	85. D	86. C	87. B	88. D	89. D	90. C
91. C	92. E	93. A	94. D	95. B	96. C	97. C	98. B	99. E	100. B

试卷标识码：

全国中医药专业技术资格考试

中西医结合内科专业（中级）押题秘卷（二）

考试日期： 年 月 日

考生姓名：_____

准考证号：_____

考　　点：_____

考 场 号：_____

一、A型题（单句型最佳选择题）

答题说明

以下每一道考题下面有 A、B、C、D、E 五个备选答案。请从中选择一个最佳答案。

1. 中医学整体观念指的是
   A. 人自身结构的完整性,脏腑功能的整体性
   B. 人体生理功能的整体性
   C. 机体与外环境的统一性和自身的整体性
   D. 人体病理的相互影响
   E. 内外环境的一体性,情志与脏腑的相关性

2. 不论是同病异治还是异病同治,该治法的依据是
   A. 体征的变化
   B. 病机的变化
   C. 症状的变化
   D. 病的变化
   E. 状态的变化

3. 同样是哮喘病,针对不同的患者,所采取的治疗可不同。其理论依据是
   A. 辨征而治
   B. 同病异治
   C. 辨证论治
   D. 异病同治
   E. 辨病而治

4. 以下属于按相克规律确定的治法是
   A. 培土生金
   B. 益火补土
   C. 泻南补北
   D. 滋水涵木
   E. 金水相生

5. 五脏与五体相关,肾在体的是
   A. 皮
   B. 脉
   C. 肉
   D. 筋
   E. 骨

6. 气机失调,下降不及时,可形成的是
   A. 气闭
   B. 气陷
   C. 气逆
   D. 气脱
   E. 气滞

7. 常为其他外邪之先导而致病的邪气是
   A. 疠气
   B. 风邪
   C. 火邪
   D. 寒邪
   E. 湿邪

8. 两经或两个部位以上同时受邪而发病,这种发病形式是
   A. 并病
   B. 继发
   C. 合病
   D. 复发
   E. 徐发

9. 最容易产生内燥病变的脏腑是
   A. 肺、胃、三焦
   B. 胃、肾、三焦
   C. 肝、胃、大肠
   D. 肺、胃、大肠
   E. 肺、脾、肾

10. "大实有羸状"所描述的病证最准确的是
    A. 实证
    B. 虚证
    C. 虚实夹杂证

D. 真虚假实证
E. 真实假虚证

11. 五脏共同的生理功能是
    A. 贮藏血液
    B. 贮藏精气
    C. 贮藏水谷
    D. 贮藏津液
    E. 贮藏气血

12. 被称为骨之余的是
    A. 髓
    B. 齿
    C. 爪
    D. 筋
    E. 脑

13. 用热远热的含义是
    A. 阳盛之人慎用温热药物
    B. 原有内热,复感外寒之人,慎用温热药物
    C. 阴虚之人,慎用温热药物
    D. 南方炎热,慎用温热药物
    E. 夏季炎热,慎用温热药物

14. "清阳发腠理"之"清阳"是指
    A. 肺气
    B. 水谷精气
    C. 胃气
    D. 卫气
    E. 清气

15. 《灵枢·百病始生》认为邪中人出现"洒淅喜惊",为邪传舍于
    A. 经脉
    B. 络脉
    C. 冲脉
    D. 皮肤
    E. 腧穴

16. 旋覆代赭汤适用于下列哪一项病证
    A. 伤寒,胸中有热,胃中有邪气,腹中痛欲呕吐者
    B. 心下痞硬,干噫食臭,胁下有水气
    C. 胸中痞硬,气上冲咽喉不得息
    D. 伤寒发汗,若吐、若下,解后,心下痞硬,噫气不除
    E. 胁下硬满,干呕不能食,往来寒热

17. 根据原文,下列哪一项不属于柴胡桂枝干姜汤证
    A. 渴而不呕
    B. 小便不利
    C. 但头汗出
    D. 胸胁满微痛
    E. 烦躁不得眠

18. 服理中汤的注意事项是
    A. 腹中未热,加量再服
    B. 服汤后如食顷,饮热粥一升余,微自温,勿揭衣被
    C. 服汤后,糜粥自养
    D. 服后饮热稀粥一升余,温服一时许
    E. 白饮合服

19. 原文"大病差后,从腰以下有水气者"用下列何方治疗
    A. 五苓散
    B. 牡蛎泽泻散
    C. 苓桂术甘汤
    D. 苓桂草枣汤
    E. 茯苓甘草汤

20. 《金匮要略》论历节病的成因是
    A. 外感风寒湿之气
    B. 肝肾亏虚,筋骨失养
    C. 肝肾亏虚,风寒湿侵
    D. 肝肾不足,寒伤骨髓
    E. 阳气亏虚,血行不利

21.《金匮要略》论胸痹、心痛的病机是
    A. 上焦阳虚
    B. 中焦寒饮
    C. 下焦阴邪偏盛
    D. 阳微阴弦
    E. 经脉痹阻

22. 毒热蕴蓄于肺,腐血败肉酿成痈脓的病证,宜用
    A. 桔梗汤
    B. 桔梗白散
    C. 小青龙汤
    D. 大黄牡丹汤
    E. 葶苈大枣泻肺汤

23. 症见潮热便秘,喘促不宁,痰涎壅盛,苔黄滑,脉滑数,右寸实大。使用下列哪一方剂治疗最适合
    A. 调胃承气汤
    B. 小陷胸加枳实汤
    C. 桑菊饮加石膏、知母、大黄
    D. 清燥救肺汤
    E. 宣白承气汤

24. "圣人不治已乱治未乱"一语,出自
    A.《难经》
    B.《黄帝内经》
    C.《温疫论》
    D.《湿热病篇》
    E.《伤寒瘟疫条辨》

25. 按照药性升降浮沉理论,具有沉降性质的性味是
    A. 苦,温
    B. 辛,温
    C. 苦,寒
    D. 甘,寒
    E. 咸,温

26. 所谓中药的剂量,一般是
    A. 单味药成人一日量
    B. 单味药成人一次量
    C. 单味药小儿一日量
    D. 单味药小儿一次量
    E. 一剂药的分量

27. 桂枝具有的功效是
    A. 发汗解表,温脾暖肝
    B. 发汗解表,温经止血
    C. 发汗解表,温胃止呕
    D. 发汗解肌,温经通阳,助阳化气
    E. 发汗解表,宣肺平喘,利水消肿

28. 既能解表散寒、祛风止痛、通鼻窍,又能燥湿止带、消肿排脓的药物是
    A. 白芷
    B. 荆芥
    C. 防风
    D. 苍术
    E. 羌活

29. 夏枯草的药用部位是
    A. 全草
    B. 枝叶
    C. 根
    D. 带花的果穗
    E. 叶片

30. 上以清肺,中以凉胃,下泻肾火的药物是
    A. 黄柏
    B. 栀子
    C. 知母
    D. 地骨皮
    E. 生地黄

31. 不属攻下药适应证的是
    A. 饮食积滞
    B. 虚寒泻痢

C. 血热妄行
D. 冷积便秘
E. 大肠燥热

32. 巴豆内服剂量是
   A. 0.3～0.6g
   B. 0.7～0.9g
   C. 0.1～0.3g
   D. 0.01～0.03g
   E. 0.5～1g

33. 既能祛风湿、通经络,又能降压、解毒的药物是
   A. 独活
   B. 豨莶草
   C. 络石藤
   D. 忍冬藤
   E. 桑寄生

34. 既能祛风湿,又能补肝肾、强筋骨、安胎的药物是
   A. 木瓜
   B. 杜仲
   C. 桑枝
   D. 防己
   E. 桑寄生

35. 下列各项,不具有止呕功效的是
   A. 半夏
   B. 藿香
   C. 佩兰
   D. 豆蔻
   E. 竹茹

36. 大剂量使用可导致急性肾衰竭,入汤剂常用量3～6g的药物是
   A. 猪苓
   B. 通草
   C. 石韦

D. 瞿麦
E. 关木通

37. 既可用于热淋、砂淋、石淋,又可用于恶疮肿毒、毒蛇咬伤的药物是
   A. 泽泻
   B. 冬葵子
   C. 车前子
   D. 金钱草
   E. 猪苓

38. 功用与枳实相同,但作用缓和,以行气宽中除胀为主的药物是
   A. 佛手
   B. 枳壳
   C. 木香
   D. 陈皮
   E. 香橼

39. 既治疗肝气郁滞之胁肋作痛,又治疗食积不化的药物是
   A. 陈皮
   B. 青皮
   C. 柴胡
   D. 香附
   E. 川楝子

40. 既能消食健胃,又能涩精止遗,还可治疗小儿脾虚疳积的药物是
   A. 麦芽
   B. 乌梅
   C. 莱菔子
   D. 银柴胡
   E. 鸡内金

41. 既能凉血止血,又能收敛止血、解毒敛疮的药物是
   A. 侧柏叶
   B. 大蓟

C. 苎麻根
D. 地榆
E. 栀子

42. 生用活血通经,炒炭凉血止血的药物是
  A. 侧柏叶
  B. 茜草
  C. 苏木
  D. 刘寄奴
  E. 艾叶

43. 功能活血调经、利水消肿,兼可清热解毒的药物是
  A. 泽兰
  B. 牛膝
  C. 益母草
  D. 瞿麦
  E. 大蓟

44. 既能活血调经、祛瘀止痛,又能凉血消痈、除烦安神的药物是
  A. 丹参
  B. 郁金
  C. 五灵脂
  D. 红花
  E. 桃仁

45. 桑白皮治疗的病证是
  A. 肺热咳喘,痰多壅盛
  B. 风寒咳喘,呼吸困难
  C. 寒饮咳喘,胸痛背寒
  D. 燥热伤肺,痰少难咳
  E. 目暗不明,目赤肿痛

46. 既能清热化痰,又能除烦止呕的药物是
  A. 生姜
  B. 陈皮
  C. 竹茹
  D. 贝母

E. 旋覆花

47. 下列选项,不属磁石功效的是
  A. 镇静安神
  B. 平肝潜阳
  C. 聪耳明目
  D. 纳气平喘
  E. 收敛固涩

48. 具有祛风定惊、化痰散结功效的药物是
  A. 钩藤
  B. 蜈蚣
  C. 地龙
  D. 远志
  E. 白僵蚕

49. 既能清肝热,又能平肝阳的药物是
  A. 天麻
  B. 白蒺藜
  C. 夏枯草
  D. 全蝎
  E. 钩藤

50. 扁豆具有的功效是
  A. 补脾益气
  B. 益气养阴
  C. 补脾和中,化湿
  D. 健脾利水
  E. 补气升阳

51. 具有润肺清心、养胃生津功效的药物是
  A. 天冬
  B. 石斛
  C. 生地黄
  D. 麦冬
  E. 黄精

52. 具有补肝肾、强筋骨、安胎功效的药物是
  A. 五加皮

B. 黄芩
C. 杜仲
D. 狗脊
E. 白术

53. 豆蔻、草豆蔻、肉豆蔻的共同功效是
   A. 芳香化湿
   B. 涩肠止泻
   C. 温中行气
   D. 醒脾开胃
   E. 调气畅中

54. 外用解毒杀虫疗疮,内服补火助阳通便的药物是
   A. 雄黄
   B. 肉苁蓉
   C. 硫黄
   D. 白矾
   E. 蛇床子

55. 祛湿剂属于"八法"中的
   A. 和法
   B. 消法
   C. 温法
   D. 清法
   E. 下法

56. 香苏散组成中含有的药物是
   A. 木香、苏子
   B. 木香、苏梗
   C. 木香、陈皮
   D. 香附、苏叶
   E. 香附、苏梗

57. 黄龙汤的功用是
   A. 泄热通便,滋阴益气
   B. 攻下通便,补气养血
   C. 润肠泄热,行气通便
   D. 温肾益精,润肠通便

E. 清热泻火,凉血解毒

58. 小柴胡汤和蒿芩清胆汤两方组成中均含有的药物是
   A. 陈皮、大枣
   B. 竹茹、黄芩
   C. 半夏、甘草
   D. 黄芩、青黛
   E. 枳壳、滑石

59. 方药配伍体现以泻代清特点的方剂是
   A. 调胃承气汤
   B. 小承气汤
   C. 大承气汤
   D. 凉膈散
   E. 导赤散

60. 主治阴暑证的方剂是
   A. 杏苏散
   B. 桑杏汤
   C. 参苏饮
   D. 香薷散
   E. 益元散

61. 小建中汤的君药是
   A. 白芍
   B. 饴糖
   C. 桂枝
   D. 生姜
   E. 大枣

62. 玉屏风散中配伍防风的用意是
   A. 散风御邪
   B. 升发清阳
   C. 散肝舒脾
   D. 祛风止痒
   E. 疏风宽肠

63. 真人养脏汤中配伍诃子的用意是
    A. 涩肠止泻
    B. 下气消胀
    C. 下气消痰
    D. 清肺利咽
    E. 敛肺止咳

64. 朱砂安神丸的功用是
    A. 养心安神,滋阴补肾
    B. 补肾宁心,益智安神
    C. 益阴明目,重镇安神
    D. 镇心安神,清热养血
    E. 清热开窍,镇痉安神

65. 下列各项,不属于暖肝煎组成药物的是
    A. 生姜
    B. 乌药
    C. 茯苓
    D. 吴茱萸
    E. 枸杞子

66. 桂枝茯苓丸的功用是
    A. 活血化瘀,行气止痛
    B. 活血化瘀,缓消癥块
    C. 活血化瘀,疏肝通络
    D. 活血化瘀,散结止痛
    E. 化瘀消肿,定痛止血

67. 川芎茶调散的主治病证是
    A. 痰厥头痛
    B. 血虚头痛
    C. 外风头痛
    D. 气虚头痛
    E. 肝风头痛

68. 桑杏汤与桑菊饮两方组成中均含有的药物是
    A. 桑叶、甘草
    B. 桑叶、杏仁
    C. 桔梗、甘草
    D. 桔梗、杏仁
    E. 薄荷、栀子

69. 独活寄生汤组成中含有的药物是
    A. 川芎、苍术
    B. 细辛、防风
    C. 白术、茯苓
    D. 秦艽、桂枝
    E. 熟地黄、芍药

70. 主治痰热结胸证的方剂是
    A. 半夏泻心汤
    B. 麻杏甘石汤
    C. 贝母瓜蒌散
    D. 清气化痰丸
    E. 小陷胸汤

二、B 型题（标准配伍题）

答题说明

以下提供若干组考题,每组考题共用在考题前列出的 A、B、C、D、E 五个备选答案。请从中选择一个与问题关系最密切的答案。某个备选答案可能被选择一次、多次或不被选择。

(71~72 题共用备选答案)
A. 开泄
B. 收引
C. 上炎
D. 黏滞
E. 干涩

71. 寒邪的特性是
72. 湿邪的特性是

(73~74题共用备选答案)
A. 实热证
B. 虚寒证
C. 实寒证
D. 虚热证
E. 阴阳两虚证

73. 阴气偏胜反映于临床上的证候是
74. 阴阳互损反映于临床上的证候是

(75~76题共用备选答案)
A. 出于喉咙,以贯心脉
B. 注于脉化为血
C. 从足少阴之分间,行于五脏六腑
D. 内渗入于骨空
E. 贯胃属脾络嗌

75. 据《灵枢·邪客》,与卫气有关的是
76. 据《灵枢·邪客》,与宗气有关的是

(77~78题共用备选答案)
A. 寸口脉小,尺脉滑
B. 寸口脉细,尺脉沉
C. 寸口脉弱,尺脉紧
D. 寸口关上微,尺中小紧
E. 寸口脉微,尺脉弦

77. 胸痹的典型脉象是
78. 血痹的典型脉象是

(79~80题共用备选答案)
A. 身热,面赤,气粗,口渴欲饮,身重脘痞,苔黄微腻
B. 身热不扬,面色淡黄,口不渴,身重肢倦,苔白腻
C. 身热汗出不解,心烦呕恶,渴不多饮,脘痞便溏,苔黄腻
D. 寒甚热微,呃逆胀满,身痛有汗,口不渴,苔白厚腻
E. 发热口渴,胸闷腹胀,咽喉肿痛,身目发黄,苔黄腻

79. 王氏连朴饮证主症是

80. 三仁汤证主症是

(81~82题共用备选答案)
A. 发散
B. 缓急
C. 收敛
D. 泄降
E. 软坚

81. 甘味药物具有的功效是
82. 酸味药物具有的功效是

(83~84题共用备选答案)
A. 燥湿健脾,祛风散寒
B. 化湿,解暑,止呕
C. 燥湿温中,除痰截疟
D. 化湿行气,温中止泻,安胎
E. 化湿行气,止呕

83. 草果具有的功效是
84. 砂仁具有的功效是

(85~86题共用备选答案)
A. 细辛
B. 花椒
C. 丁香
D. 小茴香
E. 高良姜

85. 具有散寒止痛、温肺化饮功效的药物是
86. 具有温中止痛杀虫功效的药物是

(87~88题共用备选答案)
A. 大蓟
B. 艾叶
C. 白及
D. 白茅根
E. 槐花

87. 具有凉血止血、散瘀消痈功效的药物是
88. 具有凉血止血、清肝泻火功效的药物是

(89~90题共用备选答案)
A. 温肺化痰,利气,散结消肿
B. 化痰止咳,和胃降逆
C. 消痰行水,降气止呕
D. 降气祛痰,宣散风热
E. 祛风痰,止痉,止痛,解毒散结

89. 白芥子具有的功效是
90. 白附子具有的功效是

(91~92题共用备选答案)
A. 健脾丸
B. 温脾汤
C. 济川煎
D. 黄龙汤
E. 麻子仁丸

91. 治疗肾虚便秘,首选的方剂是
92. 治疗脾约便秘,首选的方剂是

(93~94题共用备选答案)
A. 心经火热
B. 肝胆实火
C. 肝火犯胃
D. 肺热喘咳
E. 胃热阴虚

93. 泻白散的主治病证是
94. 导赤散的主治病证是

(95~96题共用备选答案)
A. 心火亢盛证
B. 痰热扰心证
C. 痰蒙心包证
D. 热陷心包证
E. 寒闭证

95. 安宫牛黄丸的主治证是
96. 苏合香丸的主治证是

(97~98题共用备选答案)
A. 桂枝、桃仁
B. 大黄、桃仁
C. 川芎、吴茱萸
D. 桃仁、吴茱萸
E. 桂枝、吴茱萸

97. 温经汤的君药是
98. 桃核承气汤的君药是

(99~100题共用备选答案)
A. 舟车丸
B. 保和丸
C. 枳实导滞丸
D. 健脾丸
E. 木香槟榔丸

99. 具有消导化积、清热祛湿功效的方剂是
100. 具有行气导滞、攻积泄热功效的方剂是

一、A 型题（单句型最佳选择题）

答题说明

以下每一道考题下面有 A、B、C、D、E 五个备选答案。请从中选择一个最佳答案。

1. 口渴饮水不多,兼身热夜甚,心烦不寐,舌红绛。此属
   A. 湿热证
   B. 阴虚证
   C. 营分证
   D. 痰饮内停
   E. 瘀血内停

2. 大便便质黑如柏油,或便血紫黑。此出血多见于
   A. 肛裂
   B. 胃脘
   C. 内痔
   D. 直肠
   E. 外痔

3. 病人自觉口有涩味,如食生柿子状,其病因是
   A. 饮食停滞
   B. 脾胃湿热
   C. 肝胆火热
   D. 脾胃虚弱
   E. 燥热伤津

4. 舌苔不规则地大片脱落,边缘厚,苔界限不清楚者,是
   A. 光剥苔
   B. 花剥苔
   C. 地图舌
   D. 类剥苔
   E. 鸡心苔

5. 舌强而语言謇涩,伴肢体麻木而眩晕,属
   A. 中风先兆
   B. 邪热炽盛

   C. 风痰阻络
   D. 阴虚火旺
   E. 气血俱虚

6. 阳热有余,蒸腾胃中腐浊之气上泛所形成的舌苔变化是
   A. 腻苔
   B. 腐苔
   C. 厚苔
   D. 滑苔
   E. 糙苔

7. 哮与喘临床表现的区别是
   A. 呼吸困难
   B. 张口抬肩
   C. 鼻翼翕动
   D. 难以平卧
   E. 喉有哮鸣音

8. 自觉呼吸短促而不相接续,气短不足以息,称之为
   A. 喘
   B. 哮
   C. 短气
   D. 少气
   E. 太息

9. 郑声的病因是
   A. 心气虚衰,神气不足
   B. 脏气衰竭,心神散乱
   C. 气郁痰阻,蒙蔽心神
   D. 热邪扰动心神
   E. 瘀血阻碍心窍

10. 弦脉与紧脉的脉象区别点是
    A. 脉搏弹性高低不同
    B. 脉位深浅不同
    C. 脉搏力度不同
    D. 脉搏流利度不同
    E. 脉率快慢不同

11. 具有沉按实大弦长特征的脉象是
    A. 伏脉
    B. 牢脉
    C. 实脉
    D. 洪脉
    E. 大脉

12. 伤寒病不经过传变,两经或三经同时出现病证的,称为
    A. 合病
    B. 并病
    C. 直中
    D. 越经传
    E. 表里传

13. 下列哪项不是下焦病证的临床表现
    A. 身热颧红
    B. 神倦耳聋
    C. 腹满便秘
    D. 手足蠕动
    E. 心中憺憺大动

14. 发热,微恶风寒,少汗,头痛,口微渴,舌边尖红苔薄黄,脉浮数。证属
    A. 卫分证
    B. 气分证
    C. 营分证
    D. 血分证
    E. 下焦病证

15. 两颧潮红,见于
    A. 虚阳上越
    B. 阳虚发热
    C. 阴虚内热
    D. 阳明实热
    E. 心火亢盛

16. 燥邪犯表,以下症状中错误的是
    A. 皮肤干燥
    B. 皮肤皲裂
    C. 口咽干燥
    D. 皮肤脱屑
    E. 肌肤甲错

17. 通过观察舌苔有根无根可了解
    A. 邪气盛衰
    B. 气血盈亏
    C. 津液存亡
    D. 胃气有无
    E. 脏腑虚实

18. 心血虚多见的脏腑是
    A. 心和脾
    B. 肝和脾
    C. 心和肾
    D. 心和肝
    E. 脾和肾

19. 八纲作为辨证的主要内容,实际形成于
    A.《黄帝内经》
    B.《伤寒论》
    C.《景岳全书》
    D.《医宗金鉴》
    E.《伤寒质难》

20. 左少腹作痛,按之累累有硬块者,多为
    A. 肠痈
    B. 痛经
    C. 瘕聚
    D. 虫积
    E. 宿粪

21. 中枢性呕吐的常见病因是
    A. 急性胆囊炎
    B. 脑出血
    C. 胆石症
    D. 急性胰腺炎
    E. 肠梗阻

22. 稽留热常见于
    A. 败血症
    B. 肾盂肾炎
    C. 肺结核
    D. 伤寒
    E. 胸膜炎

23. 急性心肌梗死发热的主要机制是
    A. 变态反应
    B. 代谢障碍
    C. 体温调节中枢失常
    D. 神经功能障碍
    E. 坏死组织吸收

24. 库斯莫尔呼吸常见的病因是
    A. 自发性气胸
    B. 气道异物
    C. 一氧化碳中毒
    D. 胸腔积液
    E. 尿毒症

25. 关于现病史,以下哪项说法不正确
    A. 是病史资料中最主要的部分
    B. 是发病全过程的资料
    C. 内容包括主诉
    D. 内容包括病因及诱因
    E. 内容包括伴随症状

26. 脊髓灰质炎急性期可出现
    A. 跟腱反射增强
    B. 跟腱反射减弱
    C. 跟腱反射正常

    D. 肱二头肌反射增强
    E. 肱三头肌反射增强

27. 双侧眼睑下垂多见于
    A. 脑炎
    B. 脑脓肿
    C. 蛛网膜下腔出血
    D. 脑出血
    E. 重症肌无力

28. 心底部位于
    A. 第2肋间
    B. 第3肋间
    C. 第4肋间
    D. 第5肋间
    E. 第6肋间

29. 颈静脉怒张不会出现于
    A. 左心功能不全
    B. 右心功能不全
    C. 缩窄性心包炎
    D. 上腔静脉梗阻
    E. 心包积液

30. 胸廓前后径与左右径相等,肋间隙增宽,应考虑为
    A. 鸡胸
    B. 漏斗胸
    C. 桶状胸
    D. 扁平胸
    E. 正常胸廓

31. 伤寒者的面容是
    A. 急性病容
    B. 慢性病容
    C. 无欲貌
    D. 面具面容
    E. 水肿面容

32. 下列哪种原因的腹水是渗出液
   A. 营养不良
   B. 心源性
   C. 肝源性
   D. 肾源性
   E. 炎症性

33. 腹部触诊呈揉面感见于
   A. 结核性腹膜炎
   B. 胃溃疡穿孔
   C. 肠梗阻穿孔
   D. 急性胆囊炎
   E. 急性腹膜炎

34. 心尖部舒张期隆隆样杂音,心腰部饱满并膨出,其心脏浊音区外形为
   A. 梨形
   B. 靴形
   C. 烧瓶状
   D. 球形
   E. 水滴状

35. 反映远端肾小管功能的试验是
   A. 血清肌酐测定
   B. 血清尿素氮测定
   C. 内生肌酐清除率测定
   D. 浓缩稀释试验
   E. 对氨马尿酸盐清除率试验

36. 淋巴细胞减少见于
   A. 再生障碍性贫血
   B. 流行性腮腺炎
   C. 百日咳
   D. 结核病
   E. 长期接触放射线

37. 血清中含量最高的免疫球蛋白是
   A. IgA
   B. IgG
   C. IgD
   D. IgE
   E. IgM

38. 多尿是指24小时尿量大于
   A. 1000mL
   B. 1500mL
   C. 2000mL
   D. 2500mL
   E. 3000mL

39. 关于胸导联电极的安放,下列哪项不正确
   A. V_1——胸骨右缘第4肋间
   B. V_2——胸骨左缘第4肋间
   C. V_3——V_1与V_4连线中点
   D. V_4——左第5肋间锁骨中线处
   E. V_5——左第5肋间腋中线处

40. 明确有无胃肠道穿孔最好的检查方法是
   A. 卧位腹平片
   B. 立位腹透或立位腹平片
   C. 卧位腹透
   D. 上消化道造影
   E. 全消化道造影

41. 药物与血浆蛋白结合的特点是
   A. 不可逆
   B. 加速药物在体内的分布
   C. 可逆
   D. 促进药物排泄
   E. 无饱和性和置换现象

42. 首次剂量加倍的目的是
   A. 使血药浓度维持高水平
   B. 使血药浓度迅速达到稳态血浓度(C_{ss})
   C. 增强药理作用
   D. 延长半衰期
   E. 提高生物利用度

43. 血浆药物浓度下降一半所需的时间是
    A. 生物利用度
    B. 血浆半衰期
    C. 稳态血浓度
    D. 治疗指数
    E. 潜伏期

44. 药物自给药部位进入血液循环的过程称为
    A. 分布
    B. 吸收
    C. 排泄
    D. 转化
    E. 消除

45. 西咪替丁可拮抗何因素致胃酸分泌
    A. 组胺
    B. 五肽胃泌素
    C. 乙酰胆碱
    D. 组胺和五肽胃泌素
    E. 组胺、五肽胃泌素和乙酰胆碱

46. 甲亢患者出现窦性心动过速,应使用
    A. 普萘洛尔
    B. 奎尼丁
    C. 苯妥英钠
    D. 胺碘酮
    E. 美西律

47. 治疗强心苷中毒引起的重症快速型心律失常,应使用
    A. 苯妥英钠
    B. 利多卡因
    C. 戊巴比妥
    D. 地西泮
    E. 阿托品

48. 直接激活纤溶酶原的药物是
    A. 链激酶
    B. 尿激酶
    C. 双香豆素
    D. 肝素
    E. 氨甲苯酸

49. 激动 β1 受体产生的效应是
    A. 骨骼肌松弛
    B. 血管扩张
    C. 内脏平滑肌收缩
    D. 心肌收缩力增强
    E. 呼吸道腺体分泌增加

50. 对阿托品最敏感的平滑肌是
    A. 输尿管平滑肌
    B. 子宫平滑肌
    C. 胃肠道平滑肌
    D. 支气管平滑肌
    E. 胆管平滑肌

51. 毛果芸香碱滴眼后的作用是
    A. 扩瞳、降眼压,调节痉挛
    B. 扩瞳、升眼压,调节麻痹
    C. 缩瞳、升眼压,调节痉挛
    D. 缩瞳、降眼压,调节痉挛
    E. 缩瞳、升眼压,调节麻痹

52. 对 PG 合成酶抑制作用最强的是
    A. 阿司匹林
    B. 消炎痛
    C. 非那西丁
    D. 布洛芬
    E. 保泰松

53. 细菌产生耐药性的机制不包括
    A. 产生灭活酶
    B. 降低靶蛋白与抗菌药的亲和力
    C. 菌体外膜通透性降低
    D. 药物与血浆蛋白结合率增高
    E. 菌体改变代谢途径

54. 抗绿脓杆菌感染的有效药物是
    A. 羧苄西林
    B. 青霉素 G
    C. 羟氨苄西林
    D. 头孢氨苄
    E. 头孢呋辛

55. 四环素的抗菌机制为
    A. 影响细菌细胞壁的生长
    B. 影响细菌细胞膜的通透性
    C. 影响细菌的蛋白质合成
    D. 影响细菌 S 期
    E. 影响细菌 G1 期

56. 对提高机体免疫力、预防传染病起关键作用的是
    A. 加强营养
    B. 锻炼身体
    C. 注射丙种球蛋白
    D. 预防接种
    E. 预防服药

57. 湿温相当于西医学的
    A. 菌痢
    B. 霍乱
    C. 流脑
    D. 人禽流感
    E. 伤寒

58. 痢疾杆菌的主要致病机制是
    A. 侵入的细菌
    B. 外毒素
    C. 神经毒素
    D. 侵袭力和内毒素
    E. 肠毒素

59. 下列有关消毒方法的描述,不正确的是
    A. 微波消毒属高效消毒法
    B. 异丙醇消毒属中效消毒法
    C. 通风换气属低效消毒法
    D. 高效消毒可杀灭一切微生物
    E. 病原体及消毒方法相同,在不同的物品上消毒效果相同

60. 注意是一种大家熟悉的心理现象,其基本特征是指向性和
    A. 关注性
    B. 排他性
    C. 集中性
    D. 自我性
    E. 持续性

61. 癌症患者病前有一定的性格缺陷,这种性格称之为
    A. A 型性格
    B. B 型性格
    C. C 型性格
    D. D 型性格
    E. E 型性格

62. 下列医患交往的非技术因素中,较为重要的是
    A. 医生的态度
    B. 医患间的沟通
    C. 病人的态度
    D. 病人家属的体贴与关心
    E. 互相的尊重

63. "无论至于何处,遇男遇女,贵人奴婢,我之唯一目的,为病家谋利益……"出自
    A.《纪念白求恩》
    B.《阇逻迦集》
    C.《希波克拉底誓言》
    D.《广济医刊》
    E.《迈蒙尼提斯祷文》

64. 体现医师克己美德的做法是
    A. 风险大的治疗尽量推给别人

B. 点名手术无论大小能做多少就做多少
C. 只要是对病人有利的要求有求必应
D. 只要是病人的要求就有求必应
E. 对病人有利而又无损自我利益的才去做

65. 人体实验道德原则不包括的是
   A. 不告知原则
   B. 医学目的原则
   C. 维护受试者利益原则
   D. 知情同意原则
   E. 科学性原则

66. 《医疗机构从业人员行为规范》是何时公布执行的
   A. 2010年1月7日
   B. 2012年1月7日
   C. 2012年6月26日
   D. 2012年8月27日
   E. 2012年10月20日

67. 下列哪项属于行政处罚
   A. 赔礼道歉
   B. 降级
   C. 撤职
   D. 罚款
   E. 赔偿损失

68. 我国民法主要调整平等主体之间所发生的
   A. 财产关系
   B. 社会关系
   C. 因果关系
   D. 公民关系
   E. 经济关系

69. 导致发生医疗事故的直接原因是行为主体
   A. 技术上缺乏经验
   B. 违反医疗卫生管理法律、法规
   C. 在现有科技条件下无法预料
   D. 临床诊疗中患者病情异常
   E. 无法预料或防范

70. 《中华人民共和国传染病防治法》规定,国家应建立传染病
   A. 预防接种制度
   B. 全民预防措施
   C. 信息公布制度
   D. 菌种运输管理制度
   E. 鉴定制度

二、B型题（标准配伍题）

答题说明

以下提供若干组考题,每组考题共用在考题前列出的A、B、C、D、E五个备选答案。请从中选择一个与问题关系最密切的答案。某个备选答案可能被选择一次、多次或不被选择。

(71~72题共用备选答案)
   A. 肝胃郁热
   B. 心火上炎
   C. 燥热津伤
   D. 脾胃湿热
   E. 脾胃虚弱

71. 病人自觉口中有甜味,属
72. 病人自觉口中有苦味,属

(73~74题共用备选答案)
   A. 肝、胆
   B. 脾、胃
   C. 心、肺
   D. 肾
   E. 大肠

73. 舌边所反映的脏腑是
74. 舌根所反映的脏腑是

(75~76题共用备选答案)
A. 血腥味
B. 腐臭气
C. 尿臊气
D. 尸臭气
E. 烂苹果气

75. 肾衰病人的病室气味是
76. 消渴病人的病室气味是

(77~78题共用备选答案)
A. 实证转虚
B. 虚证转实
C. 热证转寒
D. 由表入里
E. 由里出表

77. 麻疹初期,疹不出而见发热、喘咳、烦躁等症,待疹出后则烦热、咳喘消除。此属
78. 感受外邪,先有恶寒发热、脉浮紧等症,继而但发热不恶寒,舌红苔黄,脉洪数。此属

(79~80题共用备选答案)
A. 脉搏短绌
B. 水冲脉
C. 奇脉
D. 颈静脉搏动
E. 交替脉

79. 主动脉瓣关闭不全,多表现为
80. 心包积液,多表现为

(81~82题共用备选答案)
A. 末梢型
B. 神经根型
C. 内囊型
D. 脑干型
E. 皮质型

81. 椎间盘脱出感觉障碍属于
82. 交叉性偏身感觉障碍属于

(83~84题共用备选答案)
A. 35~45mmHg
B. 40~45mmHg
C. <50mmHg
D. <60mmHg
E. <80mmHg

83. 正常人动脉血二氧化碳分压为
84. 呼吸衰竭的诊断标准是动脉血氧分压为

(85~86题共用备选答案)
A. 上腔静脉
B. 升主动脉
C. 奇静脉
D. 左心室
E. 右心室

85. 正常胸部正位片上老年人右心缘上部是
86. 正常胸部正位片上青少年右心缘上部是

(87~88题共用备选答案)
A. 给药剂量
B. 药物的消除
C. 药物的分布
D. 药物的吸收
E. 药物的转运方式

87. 药物起效快慢主要取决于
88. 药物作用的强弱主要取决于

(89~90题共用备选答案)
A. 东莨菪碱
B. 阿立必利
C. 多潘立酮
D. 昂丹司琼
E. 甲氧氯普胺

89. 治疗晕动病的药是
90. 有止吐作用,但易引起锥体外系反应的药是

(91~92题共用备选答案)
A. 影响激素平衡

B. 干扰核酸生物合成
C. 干扰蛋白质合成与功能
D. 直接影响DNA结构与功能
E. 干扰转录过程和阻止RNA合成

91. 甲氨蝶呤的作用是
92. 烷化剂的作用是

(93~94题共用备选答案)
A. 齐多夫定
B. 戊烷脒
C. 奈韦拉平
D. 沙奎那韦
E. 更昔洛韦

93. 属核苷类反转录酶抑制剂的是
94. 属蛋白酶抑制剂的是

(95~96题共用备选答案)
A. 患者期待明确的诊断,并得到良好的医护对待
B. 医生指导患者用药及治疗中的注意事项,部分合作,但医生还是主角
C. 医患关系平等,共同分享信息,讨论治疗方案
D. 医生完全按照患者的要求行事
E. 医患关系严重紧张

95. 指导-合作型医患关系表现为
96. 共同参与型医患关系表现为

(97~98题共用备选答案)
A. 对症下药
B. 细致观察
C. 严守法规
D. 节约费用
E. 密切协作

97. 药物治疗中,按国家法规处方用药,指的是
98. 药物治疗中,在保证疗效的基础上,不用贵重药、进口药,指的是

(99~100题共用备选答案)
A. 一倍以上三倍以下的罚款
B. 一倍以上五倍以下的罚款
C. 两倍以上三倍以下的罚款
D. 两倍以上五倍以下的罚款
E. 三倍以上五倍以下的罚款

99. 生产、销售劣药的,没收违法生产、销售的药品和违法所得,并处违法生产、销售药品货值金额
100. 生产、销售假药的,没收违法生产、销售的药品和违法所得,并处违法生产、销售药品货值金额

一、A型题（单句型最佳选择题）

答题说明

以下每一道考题下面有 A、B、C、D、E 五个备选答案。请从中选择一个最佳答案。

1. 下列关于肺癌的中医病机论述,错误的是
   A. 气滞血瘀
   B. 痰湿毒蕴
   C. 阴虚毒热
   D. 气阴两虚
   E. 外感邪毒

2. 引起肺结核的结核菌主要是哪一型
   A. 人型
   B. 牛型
   C. 鼠型
   D. 猪型
   E. 兔型

3. 慢性呼吸衰竭合并急性左心衰者,应首选的治疗是
   A. 地西泮肌注
   B. 应用利尿剂
   C. 应用碱性药物
   D. 大量输血
   E. 快速升压

4. 在肺癌的组织分型中,最为常见的是
   A. 中央型肺癌
   B. 腺癌
   C. 鳞癌
   D. 大细胞癌
   E. 小细胞癌

5. 肺炎球菌肺炎的典型热型是
   A. 稽留热
   B. 弛张热
   C. 间歇热
   D. 回归热
   E. 波状热

6. 结核结节的形成与结核菌有关的成分是
   A. 蛋白质
   B. 类脂型
   C. 多糖
   D. 单糖
   E. 氨基酸

7. 大咯血时首选的最有效的药物是
   A. 脑垂体后叶激素
   B. 泼尼松
   C. 止血散
   D. 6-氨基己酸
   E. 可待因

8. 扩张型心肌病的主要体征是
   A. 心音减弱
   B. 心脏扩大
   C. 下肢水肿
   D. 心尖部出现收缩期杂音
   E. 端坐呼吸

9. 进行心肺复苏时,按压和吹气比例是
   A. 15∶1
   B. 30∶2
   C. 15∶2
   D. 30∶1
   E. 30∶3

10. 慢性左房室瓣关闭不全血流动力障碍引起的改变是
    A. 左房和左室扩大
    B. 左房和右室扩大
    C. 左室扩大
    D. 左室肥厚
    E. 全心扩大

11. 治疗原发性心肌病中的邪毒犯心证,应首选的治法是
   A. 清热解毒,宁心安神
   B. 补益心气,活血化瘀
   C. 益气养阴,养心安神
   D. 温阳利水
   E. 回阳固脱

12. 关于稳定型心绞痛的发病机制叙述正确的是
   A. 在冠脉狭窄的基础上,心肌需氧量增加而诱发
   B. 迷走神经兴奋性增高,冠状动脉紧张性增高是重要诱因
   C. 在动脉粥样硬化基础上,有新的血栓形成
   D. 多数由斑块的破裂引起
   E. 冠脉内不稳定的斑块继发病理改变

13. 合并冠状动脉痉挛性心绞痛的高血压患者宜首选
   A. β受体拮抗药
   B. 利尿剂
   C. 血管紧张素转换酶抑制剂
   D. 钙通道阻滞药
   E. α受体阻滞药

14. 感染性心内膜炎最常受累的部位是
   A. 心脏瓣膜
   B. 腱索
   C. 心壁内膜
   D. 大动脉内膜
   E. 房室间隔缺损部位

15. 在慢性胃炎中,慢性胃体炎的主要病因是
   A. 幽门螺杆菌感染
   B. 免疫因素
   C. 理化因素
   D. 十二指肠液反流

   E. 慢性右心衰竭

16. 确诊代偿期肝硬化的指征是
   A. 腹腔积液
   B. 脾大
   C. 肝掌及蜘蛛痣
   D. 白蛋白与球蛋白比值倒置
   E. 肝穿刺活检见有假小叶形成

17. 治疗上消化道出血脾不统血证,应首选方剂是
   A. 归脾汤
   B. 独参汤
   C. 泻心汤
   D. 十灰散
   E. 四味回阳饮

18. 判断幽门螺杆菌是否根除,首选的是
   A. 活组织幽门螺杆菌培养
   B. 组织学检查找幽门螺杆菌
   C. ^{13}C尿素呼气试验
   D. 快速尿素酶试验
   E. 血清抗幽门螺杆菌抗体检测

19. 女性易患尿路感染的主要原因是
   A. 解剖因素
   B. 遗传因素
   C. 尿路损伤
   D. 尿路梗阻
   E. 生活习惯

20. 下列各项中,不符合再生障碍性贫血诊断的是
   A. 发热,出血,贫血
   B. 一般无肝、脾和淋巴结肿大
   C. 全血细胞减少
   D. 骨髓增生低下
   E. 局部增生灶偶见巨核细胞增多

21. 特发性血小板减少性紫癜血小板相关抗体的主要成分为
   A. IgA
   B. IgE
   C. IgM
   D. IgG
   E. IgM、IgA

22. 晚期帕金森病的典型步态是
   A. 小步态
   B. 慌张步态
   C. 蹒跚步态
   D. 间歇跛行
   E. 拖曳步态

23. 治疗气血两虚型再生障碍性贫血,应首选的方剂是
   A. 归脾汤
   B. 四物汤
   C. 八珍汤
   D. 当归补血汤
   E. 补中益气汤

24. 下列各项中,既作为治疗自身免疫性溶血性贫血的首选药物,又可用于治疗阵发性睡眠性血红蛋白尿的药物是
   A. 肾上腺皮质激素
   B. 环磷酰胺
   C. 达那唑
   D. 抗生素
   E. 硫唑嘌呤

25. 下列各项,不符合溶血性贫血表现的是
   A. 网织红细胞增加
   B. 骨髓幼红细胞增加
   C. 尿中尿胆原排泄增加
   D. 血中非结合胆红素增加
   E. 血清结合珠蛋白增加

26. 再生障碍性贫血热毒壅盛证的首选治疗方剂是
   A. 泻白散合黛蛤散
   B. 清营汤
   C. 清瘟败毒饮
   D. 茜根散
   E. 犀角地黄汤

27. 机体体液总量为
   A. 0.2×体重(kg)
   B. 0.3×体重(kg)
   C. 0.4×体重(kg)
   D. 0.6×体重(kg)
   E. 0.5×体重(kg)

28. 用胰岛素治疗最常见的不良反应是
   A. 抗体形成
   B. 轻度水肿
   C. 低血糖
   D. 局部脂肪萎缩
   E. 过敏反应

29. 对等渗性失水的补液更合理的方法是
   A. 生理盐水 1000mL + 5% 葡萄糖 500mL + 5% 碳酸氢钠 100mL
   B. 生理盐水 1000mL + 10% 葡萄糖 500mL + 5% 碳酸氢钠 100mL
   C. 生理盐水 1000mL + l0% 葡萄糖 250mL + 5% 碳酸氢钠 100mL
   D. 5% 盐水 1000mL + 5% 葡萄糖 500mL + 5% 碳酸氢钠 100mL
   E. 3% 盐水 1000mL + 5% 葡萄糖 500mL + 5% 碳酸氢钠 100mL

30. 在抢救甲状腺功能亢进危象时应首选下列哪种药物
   A. 甲巯咪唑
   B. 丙硫氧嘧啶
   C. 糖皮质激素

D. 复方碘液

E. 大剂量普萘洛尔

31. 调脂治疗的首要目标是
    A. 降低 TC
    B. 降低 TG
    C. 升高 HDL
    D. 降低 LDL
    E. 预防心血管病的发生

32. 下列选项中,不参与水排出调节的是
    A. 抗利尿激素
    B. 醛固酮的分泌
    C. 肾小管对电解质的重吸收
    D. 肾小管对水的重吸收
    E. 垂体后叶激素

33. 代谢性酸中毒是指
    A. 细胞外液的 H^+ 相对过多
    B. 细胞外液的 H^+ 绝对过多
    C. 细胞内液的 H^+ 相对过多
    D. 细胞内液的 H^+ 绝对过多
    E. 细胞内液的 HCO_3^- 丧失过多

34. 诊断痛风,主要根据的生化指标是
    A. 血沉快
    B. 血脂高
    C. 血尿酸高
    D. 类风湿因子阳性
    E. 肾功能不良

35. 中医认为导致瘿气形成的主要诱因是
    A. 情志失调
    B. 饮食因素
    C. 环境因素
    D. 体质因素
    E. 药物因素

36. 雄激素治疗再障的机制是

A. 改变骨髓微环境

B. 直接刺激骨髓干细胞增加,提高内源性 EPO 生成

C. 提高机体抵抗力,减少 TS 细胞数量

D. 稳定内皮细胞,减少出血

E. 兴奋中枢神经改善微环境

37. 常规临床检测的类风湿因子是
    A. IgA
    B. IgG
    C. IgE
    D. IgD
    E. IgM

38. 痹证急性期的治疗原则是
    A. 活血化瘀
    B. 祛邪通络
    C. 燥湿化痰
    D. 祛风化湿
    E. 散寒通络

39. 类风湿关节炎的关节主要病理变化是
    A. 关节滑膜的慢性炎症
    B. 炎性细胞浸润
    C. 滑膜炎形成
    D. 软骨及骨组织的侵蚀
    E. 关节结构的破坏

40. 下列各项属于经口气管插管相对禁忌证的是
    A. 口腔颌面部外伤
    B. 上呼吸道烧伤
    C. 喉及气管外伤
    D. 颈椎损伤
    E. 以上全部

41. 全麻快、诱导气管内插管最常用的肌松药是
    A. 阿曲库铵

B. 维库溴铵
C. 琥珀胆碱
D. 泮库溴铵
E. 哌库溴铵

42. 下列各项不属于肺炎球菌肺炎常见并发症的是
   A. 感染性休克
   B. 弥漫性血管内凝血
   C. 脓胸
   D. 气胸
   E. 心肌炎

43. 区分Ⅰ型呼吸衰竭与Ⅱ型呼吸衰竭的依据是
   A. 起病缓急
   B. 有无二氧化碳潴留
   C. 缺氧程度
   D. 病理生理特点
   E. 临床表现特点

44. 院外获得的细菌性肺炎中,最常见的病原菌是
   A. 肺炎链球菌
   B. 金黄色葡萄球菌
   C. 铜绿假单胞菌
   D. 嗜肺军团菌
   E. 肺炎克雷白杆菌

45. 肺结核气阴耗伤证,治疗应首选的方剂是
   A. 保真汤
   B. 生脉饮
   C. 增液汤
   D. 沙参麦冬汤
   E. 石斛夜光丸

46. 治疗慢性呼吸衰竭肺肾气虚证,应首选的方剂是
   A. 补肺汤合参蛤散

B. 生脉饮合补肺汤
C. 参附汤合生脉饮
D. 补肺汤合参附汤
E. 参附汤合参蛤散

47. 中医治疗原发性心肌病中的气阴两虚证,其方剂应首选
   A. 银翘散合丹参饮
   B. 圣愈汤合桃红四物汤
   C. 炙甘草汤合天王补心丹
   D. 真武汤合黄连阿胶汤
   E. 四逆汤合参附龙牡汤

48. 属于肾前性急性肾衰竭原因的是
   A. 尿路梗阻
   B. 抗生素
   C. 造影剂
   D. 脱水
   E. 肾缺血

49. 急性心衰饮凌心肺证的特点是
   A. 心悸,气短,肢倦乏力,动则加剧,神疲咳嗽
   B. 心悸,气短,肢倦乏力,动则汗出,自汗,盗汗
   C. 喘促气急,痰涎上涌,咳嗽,咳粉红色泡沫痰
   D. 咳嗽痰多,倚息不得平卧
   E. 心悸,气短,肢倦乏力,胸胁满闷作痛

50. 扩张型心肌病的主要诊断依据是
   A. 超声心动图
   B. 心脏核素检查
   C. 心电图
   D. 心内膜活检
   E. 心血管造影

51. 可增加左心室前负荷的是
   A. 主动脉瓣狭窄

B. 左房室瓣关闭不全
C. 高血压
D. 梗阻性肥厚型心肌病
E. 左房室瓣狭窄

52. 下列哪项检查是普查原发性肝癌最简单有效的方法
   A. 检查甲胎蛋白
   B. B 超
   C. 腹部 CT
   D. 肝 MRI
   E. 同位素肝扫描

53. 静脉输注高渗溶液易引起
   A. 栓塞
   B. 出血
   C. 水肿
   D. 发热
   E. 溶血

54. 关于水钠代谢失常,下列说法错误的是
   A. 右心衰引起的少尿属肾前性少尿
   B. 肾衰竭引起的少尿属肾前性少尿
   C. 代谢性酸中毒补碱过多可引起高钠血症
   D. 原发性醛固酮增多症可使血钠增多,渗透压增高
   E. 摄入甘草类药物时,可引起钠摄入过多

55. 下列不是判断糖尿病治疗效果指标的是
   A. 空腹血糖
   B. 餐后血糖
   C. 糖基化血浆白蛋白
   D. 糖基化血红蛋白
   E. IA2、GAD – Ab

56. 糖尿病患者空腹血糖的理想控制值是
   A. 7.0～7.5mmol/L
   B. 6.2～6.5mmol/L
   C. 3.0～4.4mmol/L

D. 6.5～7.0mmol/L
E. 4.4～6.1mmol/L

57. 下列关于酸碱平衡失常的说法,错误的是
   A. Na_2HPO_4 在 CO_2 强酸作用下转化为 NaH_2PO_4,经肾排出
   B. 血中酸以 NH_4^+ 形式经肾排出
   C. H_2CO_3 刺激呼吸中枢,经肺排出 CO_2,碳酸下降
   D. 体内酸性物质增多,经缓冲,系统 HCO_3^- 被消耗
   E. HCO_3^-/H_2CO_3 的值小于 20：1 时称代谢性碱中毒

58. 纠正酸中毒时所需补碱量为
   A. 碱丢失 ×0.5 体重
   B. 碱丢失 ×0.4 体重
   C. 碱丢失 ×0.6 体重
   D. 碱丢失 ×0.3 体重
   E. 碱丢失 ×0.2 体重

59. 乳酸性酸中毒时,血乳酸大于
   A. 3mmol/L
   B. 1mmol/L
   C. 2.5mmol/L
   D. 0.5mmol/L
   E. 10mmol/L

60. 中国高胆固醇血症的诊断标准是
   A. TC＞5.72mmol/L
   B. TC＞5.2mol/L
   C. TC＞4.68mmol/L
   D. TC＞6.24mol/L
   E. TC＞7.02mol/L

61. 癫痫持续状态是指
   A. 连续单纯部分发作
   B. 复杂部分性发作持续数天
   C. 一侧肢体间断抽搐

D. 长期用药抽搐仍经常发作

E. 全面性强直－阵挛发作频繁出现,间歇期仍意识不清

62. 中医认为,脑血管疾病的致病之本是
   A. 肝肾阴虚,气血衰少
   B. 肝肾亏损,心血亏虚
   C. 心脾两虚,肝肾亏虚
   D. 心脾两虚,髓海不足
   E. 肝脾两虚,肾阴不足

63. 类风湿关节炎晨僵时间一般大于
   A. 15 分钟
   B. 30 分钟
   C. 45 分钟
   D. 60 分钟
   E. 120 分钟

64. 慢性心功能不全应用 ACEI 不正确的是
   A. 用于所有慢性心功能不全的纽约分级
   B. 起始量要小
   C. 逐渐调整剂量,直至达靶剂量
   D. 患者血压正常时不可使用
   E. 因易引起高血钾,故不能单与螺内酯合用

65. 现场抢救一氧化碳中毒时,应首选的治疗措施是
   A. 迅速离开中毒现场
   B. 人工呼吸
   C. 按压合谷
   D. 甘露醇快速静脉滴注
   E. 立即给氧

66. 人类病毒性心肌炎的重要病原体是
   A. 柯萨奇 A 组病毒
   B. 柯萨奇 B 组病毒
   C. 乙肝病毒
   D. 流感病毒
   E. HIV

67. 原发性肝癌血行转移最常见的部位是
   A. 心脏
   B. 肾脏
   C. 脾脏
   D. 脑
   E. 肺脏

68. 铁的吸收部位主要在
   A. 十二指肠和胃部
   B. 十二指肠和空肠上段
   C. 十二指肠和盲肠
   D. 胃部和空肠上段
   E. 胃部和盲肠

69. 水过多和水中毒归属的病理表现是
   A. 缺钠性低钠血症
   B. 稀释性低钙血症
   C. 稀释性低钾血症
   D. 稀释性低钠血症
   E. 低氯血症

70. 血浆占体重的比例是
   A. 3%～4%
   B. 4%～5%
   C. 5%～6%
   D. 6%～7%
   E. 7%～8%

二、B型题（标准配伍题）

答题说明

以下提供若干组考题,每组考题共用在考题前列出的A、B、C、D、E五个备选答案。请从中选择一个与问题关系最密切的答案。某个备选答案可能被选择一次、多次或不被选择。

（71~72题共用备选答案）

A. 粉红色泡沫样痰
B. 砖红色胶冻样痰
C. 巧克力样脓血痰
D. 脓性痰
E. 铁锈色痰

71. 肺炎球菌肺炎咳痰性状是
72. 克雷伯杆菌肺炎咳痰性状是

（73~74题共用备选答案）

A. 地高辛
B. 美托洛尔
C. 卡托普利
D. 地尔硫䓬
E. 硝酸甘油

73. 变异型心绞痛心率快时宜选用的药物是
74. 稳定型心绞痛发作伴偶发室早时宜选用的药物是

（75~76题共用备选答案）

A. 0~4小时
B. 6~12小时
C. 12~24小时
D. 24~48小时
E. 48~72小时

75. 急性胰腺炎血清淀粉酶升高发生于起病后
76. 急性胰腺炎血清脂肪酶升高发生于起病后

（77~78题共用备选答案）

A. >5mL
B. 50~100mL
C. 250~300mL
D. 400~500mL
E. >1000mL

77. 上消化道出血患者出现呕血,估计其出血量为
78. 上消化道出血患者出现黑便,估计其出血量为

（79~80题共用备选答案）

A. NAP强阳性
B. t(9;22)(q34;q11)
C. PAS阳性
D. MPO阳性
E. NEC阳性,NaF抑制≥50%

79. 急性单核细胞白血病的骨髓检查特点是
80. 慢性粒细胞白血病的骨髓检查特点是

（81~82题共用备选答案）

A. 神经调节
B. 抗利尿激素
C. 醛固酮
D. 肾的调节
E. 肌肉调节

81. 水的摄入依靠
82. 血容量变化时,肾小管对水的重吸收依靠

（83~84题共用备选答案）

A. 5.5mmol/L
B. 135mmol/L
C. 280~310mmol/L
D. 145mmol/L
E. 60mmol/L

83. 低钠血症时,血清钠低于
84. 高钠血症时,血清钠高于

（85~86题共用备选答案）

A. 服糖后2小时检测血糖≥11.1mmol/L

B. 服糖后2小时检测血糖为 7.8～11.1mmol/L

C. 服糖后2小时检测血糖为 6.1～6.9mmoL/L

D. 服糖后2小时检测血糖≥7.0mmoL/L

E. 无法确定

85. 糖耐量降低(IGT)表现为
86. 空腹血糖调节受损(IFG)表现为

(87～88题共用备选答案)

A. 20mmol/L
B. 3.5mmol/L
C. 0.7mmol/L
D. 10mmol/L
E. 100mmol/L

87. 酸中毒恢复期pH值每升高0.1,血钾约下降
88. 低氯性碱中毒时,血清氯降低,尿氯大于

(89～90题共用备选答案)

A. 补阳还五汤
B. 镇肝熄风汤
C. 安宫牛黄丸合羚羊角汤
D. 涤痰汤送服苏合香丸
E. 星蒌承气汤

89. TIA肝肾阴虚,风阳上扰证,治疗应首选的方剂是
90. TIA气虚血瘀,脉络瘀阻证,治疗应首选的方剂是

(91～92题共用备选答案)

A. 抗生素的使用
B. 氢氧化铝凝胶
C. 静脉推注地西泮
D. 先行物理降温
E. 普通肝素应用

91. 患者脑出血合并肺部感染,应首选的治疗是

92. 患者脑出血合并静脉血栓,应首选的治疗是

(93～94题共用备选答案)

A. 脑脊液检查
B. 脑电图检查
C. 脑血管造影
D. 磁共振成像
E. 颅脑CT检查

93. 蛛网膜下腔出血首选的检查是
94. 确诊癫痫最适合的检查是

(95～96题共用备选答案)

A. 洗心汤
B. 还少丹
C. 七福饮
D. 通窍活血汤
E. 知柏地黄丸

95. 血管性痴呆脾肾两虚证,治疗首选方剂是
96. 血管性痴呆肝肾阴虚证,治疗首选方剂是

(97～98题共用备选答案)

A. 抗核抗体
B. 抗Sm抗体
C. 抗ds-DNA抗体
D. 抗磷脂抗体
E. 类风湿因子

97. 特异性高,但与SLE活动性无关的是
98. SLE患者易形成动静脉血栓则为阳性的抗体是

(99～100题共用备选答案)

A. 形成磷酰化胆碱酯酶
B. 水解大量乙酰胆碱
C. 兴奋交感神经系统
D. 抑制心血管运动中枢
E. 引起组织缺氧

99. 有机磷杀虫药中毒的主要机制是
100. 一氧化碳中毒的主要病理改变是

一、A 型题（单句型最佳选择题）

答题说明

以下每一道考题下面有 A、B、C、D、E 五个备选答案。请从中选择一个最佳答案。

1. 李某,男,78 岁。其患肺心病合并慢性呼吸衰竭,现症见神志恍惚、躁动不安。血气分析:pH 值 7.20,动脉血二氧化碳分压 78mmHg。其最重要的治疗是
   A. 补充碳酸氢钠,积极纠正酸中毒
   B. 应用镇静剂,减少耗氧量
   C. 积极氧疗
   D. 改善通气,增加肺泡通气量
   E. 大剂量使用抗生素

2. 李某,男,48 岁。3 天前无明显诱因出现高热,畏寒,咳嗽,咳铁锈色痰,胸痛。查体:体温 39.2℃,左肺呼吸运动减弱,触诊语颤增强,左中下肺叩诊呈实音,可闻及支气管呼吸音。该病最可能出现的肺部 X 线表现为
   A. 散在多发性浸润
   B. 支气管周围炎
   C. 大叶分布的密度增高阴影
   D. 跨叶段肺浸润
   E. 肺叶浸润伴空洞形成

3. 患者,女性,36 岁。心悸反复发作 1 年,每次发作持续时间约半小时。心电图示:QR 波正常,心率为 200 次/分,P 波不明显。应首先考虑的诊断是
   A. 窦性心动过速
   B. 室性心动过速
   C. 心房扑动
   D. 心房颤动
   E. 阵发性室上速

4. 患者,女,62 岁。9 年前始,自觉胸闷痛,气短,喘促,痰多,形体肥胖,肢体沉重,舌苔浊腻,脉滑。治疗宜首选
   A. 补阳还五汤加减
   B. 生脉散合炙甘草汤加减
   C. 枳实薤白桂枝汤合当归四逆汤加减
   D. 血府逐瘀汤加减合二陈汤
   E. 瓜蒌薤白半夏汤合涤痰汤加减

5. 患者,女 30 岁。其突发呼吸困难,发绀,咳粉红色泡沫痰,血压 80/50mmHg,两肺散在湿啰音,心率 146 次/分,律绝对不齐,心尖部可闻及舒张期杂音。心电图示房颤。抢救措施首选
   A. 静脉注射呋塞米
   B. 静脉注射毛花苷 C
   C. 静脉注射硝普钠
   D. 静脉注射氨茶碱
   E. 皮下注射吗啡

6. 患者,男,42 岁。血压 160/105mmHg,双下肢水肿,少尿伴心悸。X 线示左心室扩大。血生化:尿素氮 12.3mmol/L,肌酐 240μmol/L。尿常规镜检每高倍视野红细胞 10~20 个,尿蛋白(+)。降压药首先为
   A. β 受体拮抗药
   B. 普萘洛尔
   C. 利血平
   D. ACEI
   E. 氢氯噻嗪(双氢克尿噻)

7. 患者,男性,75 岁。既往有房颤病史 10 年。血压偏高,平时未系统治疗。3 天前走路时突然倒地伴失语。最可能的原因是
   A. 脑出血
   B. 脑瘤
   C. 脑动脉硬化
   D. 脑血肿
   E. 脑梗死

8. 患者,女性,40岁。其因反复活动后心悸、气促5年,加重伴夜间阵发性呼吸困难1周入院。入院时,患者端坐位,不能平卧。其心功能分级是
   A. Ⅰ级
   B. Ⅲ级
   C. Ⅳ级
   D. Ⅱ级
   E. Ⅴ级

9. 患者,60岁。既往有高血压病史。其突发心脏骤停,经电复律后,心电图示急性广泛前壁心梗,频发室早,室速。床旁心脏彩超示:EF 39%。治疗首选的药物是
   A. 普罗帕酮
   B. 美托洛尔
   C. 利多卡因
   D. 极化液
   E. 胺碘酮

10. 患者,男,50岁。既往有慢性肝炎病史10年。现B超提示腹腔积液,血钾3.4mmol/L。应首选的利尿剂是
    A. 甘露醇
    B. 利尿酸钠
    C. 氢氯噻嗪
    D. 螺内酯
    E. 呋塞米

11. 患者,女,40岁。既往有慢性肾炎病史。现症见面浮肢肿,身热汗出,口干不欲饮,胸脘痞闷,腹部胀满,纳食不香,尿黄短少,便溏不爽,舌红苔黄腻,脉滑数。其中医证型是
    A. 痰湿证
    B. 湿浊证
    C. 水湿证
    D. 湿热证
    E. 血瘀证

12. 患者,男性,31岁。诉头昏乏力半年余。血常规:白细胞6×10^9/L,分类正常,血小板100×10^9/L,血红蛋白70g/L。有反复痔疮出血史2年。现诊为缺铁性贫血,予以口服铁剂治疗。为根治贫血,同时建议他应进行的治疗是
    A. 长期铁剂治疗
    B. 输血
    C. 治疗痔疮
    D. 多食富含铁的食物
    E. 常做大便隐血试验

13. 患者,男性,自幼常发生黄疸,贫血检查证实为遗传性球形细胞增多症。最好的治疗方法是
    A. 糖皮质激素
    B. 反复多次少量输血
    C. 脾切除
    D. 酌情应用免疫抑制剂
    E. 不必治疗

14. 患者,女性,8岁。发热,鼻出血,四肢出现大量瘀点、瘀斑2天,发病前1周有感冒史。血小板15×10^9/L,骨髓增生活跃,巨核细胞增多,幼稚型巨核细胞占0.5,产血小板型巨核细胞占0.05。其诊断是
    A. 急性特发性血小板减少性紫癜
    B. 再生障碍性贫血
    C. 慢性特发性血小板减少性紫癜
    D. 过敏性紫癜
    E. 弥漫性血管内凝血

15. 再生障碍性贫血患者,症见心悸气短,周身乏力,面色晦暗,头晕耳鸣,腰膝酸软,肌肤甲错,胁痛,舌紫暗、有瘀点,脉涩。其治疗首选方剂是
    A. 左归丸合当归补血汤
    B. 六味地黄丸合桃红四物汤
    C. 金匮肾气丸合当归补血汤

D. 右归丸合桃红四物汤
E. 右归丸、左归丸合当归补血汤

16. 患者,女性,36岁。主诉头晕、乏力,3年来月经量多。浅表淋巴结及肝脾未触及。血红蛋白58g/L,白细胞8×10^9/L,血小板185×10^9/L;血片可见红细胞中心淡染区扩大,网织红细胞计数0.005。对上述治疗效果反应最早的指标是
    A. 白细胞数量
    B. 血红蛋白含量
    C. 网织红细胞计数
    D. 叶酸、维生素B_{12}含量
    E. 铁蛋白浓度

17. 患者,女性,35岁。黄疸、贫血伴关节酸痛3个月。体检巩膜黄染,脾下界位于肋下2cm。血红蛋白58g/L,白细胞5×10^9/L,血小板110×10^9/L,网织红细胞计数0.25。外周血涂片成熟红细胞形态正常。尿隐血试验阴性。患者家族史无异常。为明确诊断,应做的检查是
    A. 肝功能
    B. Coombs试验
    C. CT
    D. 免疫球蛋白
    E. 骨髓检查

18. 女性白血病患者出现壮热,口渴汗多,烦躁,头痛面赤,身痛,口舌生疮,面颊肿胀疼痛,舌红苔黄,脉数。其治疗首选的方剂是
    A. 犀角地黄汤
    B. 茜根散
    C. 黄连解毒汤合清营汤
    D. 葛根芩连汤
    E. 清营汤

19. 患者,男,45岁。患者慢性心衰服用洋地黄治疗。近1周,其因肺部感染出现高热等,给予抗生素治疗。近2日,患者心慌、气短加重,心率减慢。心电图示基底见窄而高尖的T波;血清钾6.9mmoL/L。考虑为高钾血症,给予对症治疗。在下列选项中,不宜使用的治疗措施是
    A. 碳酸氢钠液静脉缓慢注射
    B. 口服聚磺苯乙烯
    C. 葡萄糖酸钙静脉缓慢注射
    D. 腹膜透析
    E. 血液透析

20. 某男性患者,38岁,痛风急性发作1天。不宜在急性痛风性关节炎期加用的药物是
    A. 别嘌呤醇
    B. 糖皮质激素
    C. 非甾体消炎药
    D. 秋水仙碱
    E. ACTH

21. 1型糖尿病患者,用中效胰岛素加二甲双胍治疗后血糖、尿糖均能得到满意控制。1周来,其体温持续39℃,咳嗽,左下肺可闻及湿啰音。白细胞15.3×10^9/L。治疗除抗感染外,宜
    A. 原治疗方案不变
    B. 加大中效胰岛素剂量
    C. 改用长效胰岛素
    D. 加大二甲双胍剂量
    E. 改用短效胰岛素

22. 患者,男性,50岁,身高180cm,体重68kg。患2型糖尿病1年,经饮食控制、体育锻炼,血糖未达到理想水平。治疗方案首选
    A. 格列齐特治疗
    B. 二甲双胍治疗
    C. 胰岛素治疗
    D. 胰岛素、二甲双胍治疗
    E. 格列本脲、二甲双胍治疗

23. 患者,女性,34岁。6年前诊断为甲状腺功能亢进,连续服药5年,症状完全缓解,已停药1年。近1个月来,其出现心慌、多汗、手抖之症,测定T_3、T_4水平升高。双眼突出明显,突眼度左18mm,右2mm。甲状腺Ⅱ度肿大,双侧杂音。下列治疗方案不妥的是
A. 继续应用抗甲状腺药物治疗
B. 口服抗甲状腺药物加甲状腺片
C. ^{131}I治疗
D. 暂不考虑手术治疗
E. 口服抗甲状腺药物加普萘洛尔、甲状腺片

24. 患者短暂性脑缺血发作,头晕目眩,头重如蒙,肢体麻木,胸脘痞闷,舌质暗,苔白腻,脉滑数。其首选方剂是
A. 补阳还五汤合桃红四物汤
B. 镇肝熄风汤合血府逐瘀汤
C. 黄连温胆汤合桃红四物汤
D. 天王补心丹合膈下逐瘀汤
E. 通窍活血汤合天王补心丹

25. 患者,女,60岁。诊断为短暂性脑缺血发作。现症见头晕目眩,头重如蒙,肢体麻木,胸脘痞闷,舌质暗,苔白腻,脉滑数。其中医治法是
A. 平肝息风,育阴潜阳
B. 补气养血,活血通络
C. 化痰开窍,活血通络
D. 豁痰化瘀,通经活络
E. 涤痰开窍,活血化瘀

26. 患者女性,在某医院诊为系统性红斑狼疮,长期低热,手足心热,面色潮红而有暗紫斑,口干咽痛,渴喜冷饮,目赤齿衄,关节肿痛,烦躁不寐,舌红少苔或苔薄黄,脉细数。治疗应首选的方剂是
A. 犀角地黄汤
B. 玉女煎
C. 养阴清肺汤
D. 独活寄生汤
E. 身痛逐瘀汤

27. 患者关节肿痛且变形3年,现屈伸受限,肌肉刺痛,痛处不移,皮肤失去弹性,按之稍硬,肌肤紫暗,面色黧黑,舌质暗红、有瘀斑,苔薄白,脉弦涩。其中医证型是
A. 湿热痹阻证
B. 寒热错杂证
C. 阴虚内热证
D. 痰瘀互结证
E. 肝肾不足证

28. 类风湿关节炎患者症见午后发热,口干咽燥,关节肿胀疼痛,小便赤涩,大便秘结,舌质干红苔少,脉细数。伴纳呆,恶心欲吐,全身困乏无力。其中医证型是阴虚内热证兼湿热。治疗当以丁氏清络饮合下列方剂中的
A. 三仁汤
B. 三妙散
C. 大秦艽汤
D. 羌活胜湿汤
E. 蠲痹汤

29. 患者,女,32岁。症见面部蝶形红斑、多关节痛、口腔溃疡2个月,发热1周。ANA(+),抗Sm抗体(+),抗SSA抗体(+),血尿常规正常,胸片正常,目前无感染证据。最佳治疗方案是
A. 泼尼松1mg/kg + NSAIDs + 羟氯喹
B. 泼尼松2mg/kg以上
C. 泼尼松1mg/kg + CTX
D. 泼尼松1mg/kg + NSAIDs + CTX
E. 泼尼松1mg/kg + NSAIDs + 抗生素

30. 患者,女,30岁。其患系统性红斑狼疮,皮肤红斑。现症见低热,口苦纳呆,两胁胀痛,黄疸,肝大,烦躁不寐,舌紫暗,脉弦。其中医证型是
   A. 瘀热痹阻证
   B. 气血两亏证
   C. 阴虚内热证
   D. 瘀热伤肝证
   E. 热郁积饮证

31. 23岁男性患者,因服格鲁米特(导眠能)过量住院,行气管插管和机械通气。出院后,其感进行性呼吸困难6周。肺功能试验最可能出现异常的指标是
   A. 最大吸气压
   B. 最大呼气流速
   C. 吸气和呼气最大流量曲线
   D. 动脉血氧分压
   E. 一氧化碳弥散量

32. 患者,男,50岁。突起呼吸困难,两肺可闻及哮鸣音,心率快,心音听诊欠清晰。宜首选的治疗药物是
   A. 哌替啶
   B. 异丙肾上腺素
   C. 肾上腺素
   D. 氨茶碱
   E. 毛花苷K

33. 患者,女,40岁。其患类风湿关节炎1年余,对称性多关节肿痛,未经治疗。血常规及肝肾功能检查正常。首选的治疗药物是
   A. 一种NSAID药物
   B. 两种NSAIDs药物联合使用
   C. 慢作用药加清肺汤
   D. 慢作用药加NSAID药物
   E. 慢作用药加糖皮质激素

34. 患者,男,26岁。上肢血压180~200/100~110mmHg,下肢血压140/80mmHg。查体:肩胛间区可闻及血管杂音,伴震颤,尿17-酮、17-羟类固醇正常,尿苦杏仁酸正常。其高血压原因应考虑为
   A. 皮质醇增多症
   B. 主动脉缩窄
   C. 嗜铬细胞瘤
   D. 原发性醛固酮增多症
   E. 单侧肾动脉狭窄

35. 患者,女,50岁。间断上腹疼痛5年,疼痛发作与情绪、饮食有关。查体:上腹部轻压痛。胃镜:胃窦皱襞平坦,黏膜粗糙无光泽,黏膜下血管透见。应首先考虑的诊断是
   A. 消化性溃疡
   B. 胃黏膜脱垂
   C. 慢性浅表性胃炎
   D. 胃癌
   E. 慢性萎缩性胃炎

36. 患儿,男,9岁。2周前,其咽喉肿痛,发热,服用抗生素后好转。2天前,其眼睑浮肿,小便色红。血压140/90mmHg。应首先考虑的诊断是
   A. 流行性感冒
   B. 肺炎
   C. 肾病综合征
   D. 慢性肾炎
   E. 急性肾炎

37. 患者,男,70岁。患咳喘病多年,近来加重。现症见咳喘,心悸怔忡,不能平卧,动则尤甚,腹部胀满,浮肿,肢冷尿少,面青唇绀,舌胖紫暗苔白滑,脉沉细、结代。其治疗首选的方剂是
   A. 涤痰汤
   B. 独参汤
   C. 补肺汤合参蛤散

D. 二陈汤合三子养亲汤
E. 真武汤合五苓散

38. 患者,女,36岁。其平素月经量多,检查发现全血细胞减少。查体:无肝、脾肿大,无胸骨压痛。骨髓象提示增生重度减少,骨髓小粒成分中见非造血细胞成分,无原始细胞。现症见:形寒肢冷,气短懒言,面色苍白,唇甲色淡,大便稀溏,面肢浮肿,舌淡苔白,脉沉细。其诊断是
A. 肾阳亏虚证,缺铁性贫血
B. 肾阳亏虚证,再生障碍性贫血
C. 肾阴阳两虚证,再生障碍性贫血
D. 脾肾阳虚证,缺铁性贫血
E. 脾肾阳虚证,再生障碍性贫血

39. 患者,男,28岁。头晕乏力1年半,皮肤散在出血点。血常规示血红蛋白65g/L,红细胞2.5×10^{12}/L,白细胞1.8×10^9/L;白细胞分类:淋巴细胞80%,中性粒细胞20%,骨髓增生低下。其诊断是
A. 骨髓纤维化
B. 慢性再生障碍性贫血
C. 急性再生障碍性贫血
D. 脾功能亢进
E. 白血病

40. 患者,女,41岁。右上腹隐痛2个月。肝下界位于右肋下1.5cm处,剑突下3.5cm处可触及,脾未触及。谷丙转氨酶正常,胆红素正常,甲胎蛋白正常。B超可探及肝右叶有一2.3cm×1.9cm大小的实质性暗区。为明确诊断,首选的检查是
A. B超引导下肝穿刺活检
B. γ谷氨酰转肽酶及其同工酶检查
C. 醛缩酶及其同工酶检查
D. α-抗胰蛋白酶检查
E. 铁蛋白测定

41. 患者,男,27岁。症见反复上腹痛、反酸8年,进食后加重,空腹减轻。应首先考虑的诊断是
A. 胃溃疡
B. 十二指肠球部溃疡
C. 十二指肠球后溃疡
D. 十二指肠炎
E. 空肠溃疡

42. 患者,女,35岁。主因间断性下肢无力、瘫痪就诊。3年前,无明显诱因出现全身乏力,以下肢为甚,严重时下肢瘫痪,持续2~4小时后缓解。为明确诊断,首先用于筛选的实验室检查是
A. 血常规
B. 肌活检
C. 血电解质
D. 尿常规
E. 肌电图

43. 患者,男,43岁。诊断为再生障碍性贫血10余年。症见面色苍白,唇甲色淡,心悸乏力,五心烦热,盗汗,口渴欲饮,腰膝酸软,舌红苔花剥,脉细数。其中医治法是
A. 补益气血,补肾活血
B. 补肾助阳,益气养血
C. 滋阴助阳,益气补血
D. 滋补肾阴,活血补血
E. 滋阴补肾,益气养血

44. 患者,男,44岁。主因血脂异常就诊。现症见肢体困重,食少纳呆,腹胀,胸腹满闷,头晕神疲,大便溏薄,形体肥胖,舌体胖边有齿痕,苔白腻,脉滑。治疗首选的方剂是
A. 保和丸
B. 血府逐瘀汤
C. 丹栀逍遥散
D. 龙胆泻肝汤
E. 导痰汤

45. 患者,男,50岁。间断低热半年余,加重伴汗出3天。查体:形体消瘦,精神差,脾脏大,肝脏中度增大,胸骨中下段压痛。实验室检查:白细胞总数22×10^9/L。其最可能的诊断是
   A. 急性淋巴细胞白血病
   B. 急性单核细胞白血病
   C. 慢性粒细胞性白血病
   D. 急性早幼粒细胞白血病
   E. 慢性红白血病

46. 类风湿关节炎患者,症见关节疼痛,痛有定处,疼痛剧烈。其诊断是
   A. 行痹
   B. 痛痹
   C. 着痹
   D. 热痹
   E. 久痹

47. 患者,女,30岁。其患类风湿关节炎1年,应用甲氨蝶呤治疗。下列说法正确的是
   A. 每周剂量为7.5~25mg,以口服为主,1日之内服完
   B. 本药不可静注或肌内注射
   C. 疗程一般为3个月
   D. 极少引起肝损害
   E. 本药所引起的胃肠道反应、骨髓抑制等不良反应在停药后难以恢复

48. 患者,女,30岁。其间歇性上腹痛3年,近日出现胀痛伴呕吐,呕吐物量多,为隔餐食物,抗酸剂治疗无效。上腹部有振水音,转动体位症状不能缓解。最可能的诊断是
   A. 急性胰腺炎
   B. 慢性胃炎
   C. 消化性溃疡合并幽门梗阻
   D. 胃癌
   E. 胃下垂

49. 患者,男,70岁。既往有慢性支气管炎病史30余年。现症见咳嗽气短,痰涎清稀,反复易感,倦怠懒言,自汗畏寒,舌苔淡白,脉细弱。其中医治法应为
   A. 补肺益气,化痰止咳
   B. 补肺健脾,止咳化痰
   C. 补肺益肾,纳气平喘
   D. 滋阴补肺,润肺止咳
   E. 温肺化饮,散寒止咳

50. 患者,女,66岁。反复发作胸痛2年,突发左侧胸闷痛3小时持续不缓解,形寒畏冷,四肢不温,冷汗自出,伴心悸,气短,舌紫暗苔白,脉沉紧。其治疗方剂宜首选
   A. 真武汤加减
   B. 参附龙牡汤加减
   C. 当归四逆汤合苏合香丸加减
   D. 生脉散合左归饮加减
   E. 补阳还五汤加减

二、A3/A4型题

答题说明

以下提供若干个案例,每个案例下设若干考题。请根据各考题题干所提供的信息,在每题下面的A、B、C、D、E五个备选答案中选择一个最佳答案。

(51~53题共用题干)
患者确诊支气管肺癌1个月。现症见咳嗽无力,少痰,痰中带血,神疲乏力,时有心悸,汗出气短,口干,午后潮热,手足心热,纳呆脘胀,舌红苔薄,脉细数无力。

51. 其中医辨证是
   A. 气滞血瘀证
   B. 痰湿毒蕴证

C. 阴虚毒热证
D. 气阴两虚证
E. 痰瘀互结证

52. 其中医治法是
A. 活血散瘀,行气化滞
B. 祛湿化痰,清热解毒
C. 养阴清热,解毒散结
D. 益气养阴,化痰散结
E. 行气化滞,清热解毒

53. 治疗首选的方剂是
A. 生脉饮
B. 血府逐瘀汤
C. 导痰汤
D. 五味消毒饮
E. 沙参麦冬汤

(54~56题共用题干)

孙某,男,68岁。其胸闷痛反复发作10余年,突然加重且持续不缓解将近1小时,伴有心悸、大汗出、四肢厥冷、面色唇甲青紫,舌质紫暗,脉沉微欲绝。血压 90/60mmHg。心电图见 $V_3 \sim V_5$ 导联 ST 段抬高。CK-MB 80U/mL,肌钙蛋白 2.2mg/L。

54. 其最可能的诊断是
A. 急性前间壁心肌梗死
B. 急性广泛前壁心肌梗死
C. 急性下壁心肌梗死
D. 急性前壁心肌梗死
E. 急性高侧壁心肌梗死

55. 其中医治法是
A. 豁痰活血,理气止痛
B. 活血化瘀,通络止痛
C. 益气活血,祛瘀止痛
D. 益气滋阴,通脉止痛
E. 回阳救逆,益气固脱

56. 治疗首选的方剂是
A. 补阳还五汤加减
B. 真武汤加减
C. 左归丸加减

D. 参附龙牡汤加减
E. 右归丸加减

(57~59题共用题干)

患者,男,46岁。既往有乙型肝炎病史10年。现出现持续性肝区疼痛,消瘦,发热,食欲不振,乏力。查体:营养不良,腹部结块,舌质暗红、有瘀斑,苔薄黄,脉弦。

57. 应首先考虑的诊断是
A. 慢性迁延性肝炎
B. 肝癌
C. 肝硬化
D. 慢性肝炎
E. 肝血管瘤

58. 其中医证型是
A. 肝胃不和证
B. 脾胃虚寒证
C. 气滞血瘀证
D. 气血两虚证
E. 痰湿内阻证

59. 其中医治法是
A. 燥湿健脾,化痰和胃
B. 养阴柔肝,软坚散结
C. 清热利湿,化瘀解毒
D. 温中散寒,健脾和胃
E. 疏肝理气,活血化瘀

(60~64题共用题干)

张某,男,35岁,工人。痔疮便血2年。血红蛋白 67g/L,红细胞平均体积 68fL,平均红细胞血红蛋白量 20pg,总铁结合力 70μmol/L,血清铁 6μmol/L,转铁蛋白饱和度 9.5%,现症见面色苍白,唇甲色淡,头晕,疲乏,形寒肢冷,腰膝酸软,大便不成形,舌淡,脉沉细弱。

60. 其西医诊断是
A. 巨幼红细胞贫血
B. 再生障碍性贫血
C. 缺铁性贫血
D. 溶血性贫血

E. 自身免疫性溶血性贫血

61. 其中医辨证是
    A. 脾胃虚弱证
    B. 心脾两虚证
    C. 脾虚痰阻证
    D. 脾肾阳虚证
    E. 肝肾阴虚证

62. 其中医治法是
    A. 健脾和胃
    B. 益气补血
    C. 温补脾肾
    D. 温补肾阳
    E. 健脾化湿

63. 1小时前患者突然便鲜血,出血量约800mL。应给予的治疗是
    A. 输血浆增量剂
    B. 输全血及输液
    C. 输晶体液
    D. 紧急手术
    E. 应用升压药物

64. 患者输血1~2小时后,突起寒战,高热头痛,血压120/90mmHg。应考虑是
    A. 溶血反应
    B. 发热反应
    C. 疟疾感染
    D. 体温中枢受损
    E. 过敏反应

(65~66题共用题干)

8岁男孩,因呕吐伴手足搐搦2日住院。患者曾发生呕吐3次,入院时疲乏无力,尿少,口渴。测血浆钠130mmol/L。

65. 若患者有脱水,其程度应为
    A. 轻度
    B. 中度
    C. 重度
    D. 极重度
    E. 不存在脱水

66. 患者手足搐搦的原因为
    A. 缺 Na^+
    B. 缺 Ca^{2+}
    C. 缺 Mg^{2+}
    D. 缺 K^+
    E. 缺 Cl^-

(67~70题共用题干)

患者,男性,55岁,身高172cm,体重80kg。主因胃纳亢进易饥,情绪较急躁,伴心慌、多汗2月余就诊。体检:肥胖明显,皮肤略潮湿,甲状腺不大,双手无细微震颤。心率124次/分,血压140/70mmHg。

67. 初次就诊时,下列哪项考虑是错误的
    A. 可能存在糖尿病
    B. 可能存在糖耐量异常
    C. 可以除外甲状腺功能亢进
    D. 可能存在高胰岛素血症
    E. 可能存在反复发作的低血糖

68. 为了进一步明确诊断,应做多种实验室检查。下列哪项是不必要的
    A. 糖基化血红蛋白测定
    B. 胰岛素及C肽水平测定
    C. 24小时尿VMA测定
    D. OGTT试验
    E. 甲状腺功能测定

69. 此时患者HbA1C 8.7%。推测患者血糖水平持续增高时间为
    A. 2~3周
    B. 2~3月
    C. 4~6周
    D. 2~3日
    E. 6个月

70. 假如患者此时同时伴有甲状腺功能亢进,下列哪种情况是不可能出现的
    A. 糖耐量增加
    B. 糖耐量下降
    C. 高胆固醇血症可能减轻
    D. 降糖药剂量可能增加
    E. 发生心绞痛的机会增大

(71~73题共用题干)

1岁男孩,因腹泻、呕吐2日住院。唇呈樱红色,口腔黏膜干燥,眼窝下陷,眼睑不能闭合,两肺无异常,舟状腹,皮肤弹性差,小便少。体温36℃;心率140次/分,律齐,有力;呼吸深而速,35次/分。临床诊断为:急性婴儿腹泻。

71. 若患者有酸碱平衡失调,则为
   A. 代谢性酸中毒
   B. 呼吸性酸中毒
   C. 代谢性碱中毒
   D. 呼吸性碱中毒
   E. 混合性酸碱平衡失调

72. 该患儿已丢失体液量为
   A. 400mL
   B. 500mL
   C. 600mL
   D. 700mL
   E. 800mL

73. 该患儿生理需要量为
   A. 400mL
   B. 500mL
   C. 600mL
   D. 700mL
   E. 800mL

(74~78题共用题干)

患者,男,44岁。其因消瘦、口渴、乏力3月就诊。空腹血糖9.4mmol/L,尿糖阴性。现口渴引饮,饮食减少,精神不振,四肢乏力,体瘦,舌淡红苔白而干,脉弱。

74. 其可能的诊断是
   A. 糖尿病
   B. 血脂异常
   C. 甲亢
   D. 甲减
   E. 肾性糖尿病

75. 其中医治法为
   A. 清热润肺
   B. 清胃泻火
   C. 滋阴固肾
   D. 益气健脾
   E. 滋阴温阳

76. 其首选治疗方剂是
   A. 桃红四物汤
   B. 消渴方
   C. 六味地黄丸
   D. 金匮肾气丸
   E. 七味白术散

77. 若患者口渴明显,可加的中药是
   A. 石斛、天花粉
   B. 麦冬、五味子
   C. 天冬、麦冬
   D. 牡丹皮、天花粉
   E. 天花粉、生地黄

78. 若患者汗出过多,可加的中药是
   A. 五味子、山萸肉
   B. 肉苁蓉、炙黄芪
   C. 炙黄芪、麦冬
   D. 麻黄根、浮小麦
   E. 五味子、炙黄芪

(79~81题共用题干)

患者,男性,19岁。恶心、呕吐2天,嗜睡、乏力。尿酮体(±),尿糖(++++),血糖29.5mmol/L,血钠140mmol/L,尿素氮14.2mmol/L,血浆渗透压315mmol/L。

79. 最可能的诊断为
   A. 酮症酸中毒昏迷
   B. 高渗性非酮症昏迷
   C. 乳酸酸中毒
   D. 脑梗死
   E. 低血糖昏迷

80. 经小剂量胰岛素治疗4小时后,最可能出现
   A. 低钾血症
   B. 低血糖
   C. 心衰
   D. 脑水肿

E. 高氧血症

81. 患者已接受小剂量胰岛素治疗,尿量较多,饮食差,可能合并
   A. 低钾血症
   B. 低血糖
   C. 心衰
   D. 脑水肿
   E. 高氧血症

(82~84题共用题干)

患者,男,60岁。症见突然失语,记忆力衰退。患者表情淡漠、焦虑,伴右侧肢体活动不利,右侧感觉障碍,步态不稳。现症见智力下降,神情呆滞,懒意思卧,齿枯发焦,腰酸腿软,头晕耳鸣,舌体瘦小苔薄,脉沉细。

82. 可能的病证结合诊断是
   A. 血管性痴呆,髓海不足证
   B. 脑出血,心脾两虚证
   C. 脑梗死,心血不足证
   D. 蛛网膜下腔出血,肝肾阴虚证
   E. 腔隙性脑梗死,髓海不足证

83. 中医治法是
   A. 温补脾肾
   B. 补精填髓养神
   C. 补益肝肾
   D. 补益心脾
   E. 滋阴补肾

84. 治疗首选的方剂是
   A. 七福饮
   B. 还少丹
   C. 沙参麦冬汤
   D. 知柏地黄丸
   E. 地黄饮子

(85~87题共用题干)

患者,女,31岁。症见长期低热,手足心热,面色潮红而有暗紫斑,口干咽痛,渴喜冷饮,目赤齿衄,关节肿痛,烦躁不寐,间断有血尿,舌质红少苔,脉细数。化验尿蛋白(++),高倍视野颗粒管型5个;类风湿因子1:20;抗SSA抗体阳性;抗双链DNA抗体阳性。

85. 其可能的诊断是
   A. 系统性红斑狼疮
   B. 原发性血小板减少性紫癜
   C. 类风湿关节炎
   D. 肺结核
   E. 肾衰竭

86. 其中医证型是
   A. 脾肾两虚证
   B. 阴虚内热证
   C. 气营热盛证
   D. 热郁积饮证
   E. 痰热痹阻证

87. 其中医治法是
   A. 健脾利水
   B. 养阴清热
   C. 清热蠲饮
   D. 凉血化斑
   E. 活血化瘀

(88~89题共用题干)

患者有机磷杀虫剂中毒第三天,现已清醒,维持阿托品化状态,出现抬头困难、抬臂困难、呼吸困难,无流涎,双瞳孔5mm大小,肺部无干、湿啰音,监护示血氧饱和度下降。

88. 首选的抢救治疗手段是
   A. 加大阿托品用量
   B. 气管插管,保持气道通畅,准备机械通气
   C. 应用呼吸兴奋剂
   D. 给予糖皮质激素治疗
   E. 减少阿托品用量

89. 该患者经抢救后脱险,1个月后出现四肢麻木,末梢感觉异常,有疼痛感。这时最有可能的诊断是
   A. 中间型综合征
   B. 迟发性神经病
   C. 中毒反跳
   D. 阿托品中毒

E. 中毒性脑病

(90~95题共用题干)

患者,男性,28岁。2周前,右脚皮肤划破受伤,未予重视。3天前,其出现高热、皮肤瘀点就诊。血压80/50mmHg。X线摄片肺实质未见明显病变。诊断败血症、感染性休克。经积极治疗血压仍不平稳,并出现气急,呼吸空气时PaO_2 45mmHg。

90. 该患者肺部并发症的临床诊断首先考虑是
 A. 急性呼吸窘迫综合征
 B. 并发肺部感染导致呼吸衰竭
 C. 循环衰竭致肺部氧交换障碍
 D. 血源性肺脓肿
 E. 肺梗死

91. 对于该患者是否需要应用机械通气治疗有下列不同观点,其中正确的是
 A. 因会影响回心血量和心排出量,加重循环衰竭,故绝对禁忌
 B. 具有应用指征,宜在纠正休克的同时及早使用
 C. 相对禁忌
 D. 先纠正休克,然后再应用机械通气
 E. 可选择性应用,如出现$PaCO_2$升高等

92. 该患者应用机械通气,为减少对循环系统的不利影响,下列方法不正确的是
 A. 补充足够的血容量,必要时应用血管活性药物
 B. 要避免吸气压力过高
 C. 允许可以接受的低通气量
 D. 应用强心剂如注射洋地黄类制剂
 E. 血流动力学监测

93. 经过上述积极处理,患者$PaCO_2$仍未回升至安全水平,推荐的有效治疗是
 A. 持续气道正压呼吸
 B. 高频通气
 C. 呼气末正压通气
 D. 正负压通气
 E. 体外负压通气

94. 如果应用呼气末正压通气(PEEP),为减少对循环系统的不利影响和其他可能的并发症,下列方法不正确的是
 A. 尽量降低PEEP压力和保证PaO_2达到安全水平,FiO_2%可以不限
 B. PEEP压力一般不宜超过15cmH_2O
 C. 保证足够的有效循环血容量
 D. 保持血压基本正常、皮肤温暖、尿量接近正常
 E. FiO_2不宜超过50%

95. 在治疗过程中,患者并发上消化道出血,为止血和防止胃腔内细菌定植与繁殖,推荐的治疗措施是
 A. 应用止血药物
 B. 应用H_2受体阻滞剂
 C. 胃内注入冰水
 D. 应用硫糖铝
 E. 胃内灌注缩血管药物

(96~100题共用题干)

患者,男,43岁。无明显诱因出现眼睑及下肢浮肿,气喘,乏力。血压142/94mmHg。现症见浮肿,按之凹陷不易恢复,腹胀纳少,面色萎黄,神疲乏力,尿少色清,大便溏,舌质淡苔白腻,脉沉弱。尿蛋白阳性,24小时尿蛋白定量4.8g;血浆总蛋白48g/L,白蛋白23g/L,血清胆固醇6.7mmol/L,甘油三酯5.9mmol/L。

96. 最可能的诊断是
 A. 急性肾炎
 B. 肾病综合征
 C. 慢性肾炎
 D. 慢性肾衰竭
 E. 尿路感染

97. 其中医证型是
 A. 肾阳衰微证
 B. 湿热内蕴证
 C. 风水相搏证
 D. 脾虚湿困证
 E. 湿毒浸淫证

98. 其中医治法是
   A. 温运脾阳,利水消肿
   B. 温肾助阳,化气行水
   C. 清热利湿,利水消肿
   D. 疏风解表,宣肺利水
   E. 宣肺解毒,利湿消肿

99. 入院后给予呋塞米静脉滴注,尿量未见增多。治疗应采取的措施是
   A. 补液扩容
   B. 服用免疫抑制剂
   C. 静脉滴注抗生素
   D. 血浆或血浆白蛋白输注
   E. 口服利尿剂

100. 若患者服用糖皮质激素后尿蛋白无明显减少,应选用的药物种类是
   A. ACEI
   B. ARB
   C. CCB
   D. 抗生素
   E. 细胞毒类

参 考 答 案

基 础 知 识

1. C	2. B	3. B	4. C	5. E	6. C	7. B	8. C	9. D	10. E
11. B	12. B	13. E	14. D	15. A	16. D	17. E	18. B	19. B	20. C
21. D	22. A	23. E	24. B	25. C	26. A	27. D	28. A	29. D	30. C
31. B	32. C	33. B	34. E	35. C	36. E	37. D	38. D	39. D	40. E
41. D	42. B	43. C	44. A	45. A	46. C	47. E	48. E	49. E	50. C
51. D	52. C	53. C	54. C	55. B	56. D	57. B	58. C	59. D	60. D
61. B	62. A	63. A	64. D	65. D	66. B	67. C	68. B	69. B	70. E
71. B	72. D	73. C	74. E	75. C	76. A	77. B	78. E	79. C	80. B
81. B	82. C	83. C	84. D	85. A	86. B	87. A	88. E	89. A	90. B
91. C	92. E	93. D	94. A	95. D	96. E	97. E	98. B	99. C	100. E

相关专业知识

1. C	2. B	3. E	4. C	5. A	6. B	7. E	8. C	9. B	10. A
11. B	12. A	13. C	14. A	15. C	16. E	17. D	18. D	19. A	20. E
21. B	22. D	23. E	24. E	25. C	26. B	27. E	28. A	29. D	30. C
31. C	32. E	33. A	34. A	35. D	36. E	37. B	38. D	39. E	40. B
41. C	42. B	43. B	44. B	45. A	46. A	47. B	48. A	49. D	50. C
51. D	52. B	53. D	54. A	55. C	56. B	57. E	58. D	59. E	60. C
61. C	62. B	63. C	64. D	65. A	66. D	67. D	68. A	69. B	70. C
71. D	72. B	73. A	74. D	75. C	76. E	77. E	78. D	79. B	80. C
81. B	82. D	83. A	84. D	85. B	86. A	87. D	88. A	89. A	90. E
91. B	92. D	93. A	94. D	95. B	96. C	97. C	98. D	99. A	100. D

专业知识

1. E	2. A	3. B	4. C	5. A	6. B	7. A	8. B	9. B	10. A
11. A	12. A	13. D	14. A	15. B	16. E	17. A	18. C	19. A	20. E
21. D	22. B	23. C	24. A	25. E	26. C	27. D	28. C	29. A	30. B
31. D	32. E	33. A	34. C	35. A	36. B	37. E	38. B	39. C	40. E
41. C	42. D	43. B	44. A	45. A	46. A	47. C	48. D	49. C	50. A
51. B	52. A	53. A	54. B	55. E	56. E	57. E	58. D	59. A	60. A
61. E	62. A	63. D	64. D	65. A	66. B	67. E	68. B	69. D	70. B
71. E	72. B	73. D	74. B	75. B	76. E	77. C	78. B	79. E	80. B
81. A	82. C	83. B	84. D	85. B	86. C	87. C	88. D	89. B	90. A
91. A	92. E	93. E	94. B	95. B	96. E	97. B	98. D	99. A	100. E

专业实践能力

1. D	2. C	3. E	4. E	5. B	6. D	7. E	8. C	9. E	10. D
11. D	12. C	13. C	14. A	15. B	16. C	17. B	18. C	19. C	20. A
21. E	22. A	23. C	24. C	25. D	26. B	27. D	28. B	29. A	30. D
31. C	32. D	33. D	34. B	35. E	36. E	37. E	38. B	39. B	40. A
41. A	42. C	43. E	44. E	45. C	46. B	47. A	48. C	49. A	50. C
51. D	52. D	53. E	54. D	55. E	56. D	57. B	58. C	59. E	60. C
61. D	62. C	63. B	64. B	65. A	66. B	67. C	68. C	69. B	70. A
71. A	72. E	73. D	74. A	75. D	76. E	77. E	78. A	79. A	80. B
81. A	82. A	83. B	84. A	85. A	86. B	87. B	88. B	89. B	90. A
91. B	92. D	93. C	94. A	95. D	96. B	97. D	98. A	99. D	100. E

试卷标识码：

全国中医药专业技术资格考试

中西医结合内科专业（中级）押题秘卷（三）

考试日期： 年 月 日

考生姓名：_____

准考证号：_____

考　点：_____

考 场 号：_____

一、A 型题（单句型最佳选择题）

答题说明

以下每一道考题下面有 A、B、C、D、E 五个备选答案。请从中选择一个最佳答案。

1. 病的概念是
   A. 疾病某一阶段的病理概括
   B. 疾病过程的症状
   C. 疾病过程中的症状和体征
   D. 疾病过程中的体征
   E. 疾病总过程的病理概括

2. 人体是一个有机整体，其中心是
   A. 经络
   B. 六腑
   C. 奇恒之腑
   D. 形体官窍
   E. 五脏

3. 可产生血浆凝固酶的细菌是
   A. 克雷白杆菌
   B. 金黄色葡萄球菌
   C. 流感嗜血杆菌
   D. 结核分枝杆菌
   E. 嗜肺军团菌

4. 确诊肺结核最特异的方法是
   A. 血沉检查
   B. 结核分枝杆菌检查
   C. X 线检查
   D. 结核菌素检查
   E. 纤维支气管镜检查

5. 生成胆汁的物质基础是
   A. 心之营气
   B. 肺之宗气
   C. 脾之谷气
   D. 肝之精气
   E. 肾之精气

6. 活动力极强、流动很迅速的气是
   A. 卫气
   B. 营气
   C. 元气
   D. 宗气
   E. 清气

7. 下列影响疫疠的发生与流行的因素不确切的是
   A. 气候的反常变化
   B. 社会因素
   C. 预防隔离工作
   D. 精神状态
   E. 环境条件

8. 下列除哪一项外，均属于五行之水
   A. 五色之黑
   B. 六腑之膀胱
   C. 五脏之肾
   D. 五体之筋
   E. 五味之咸

9. 阳偏衰的病机指的是
   A. 阳气虚损，热量不足，机能减退
   B. 阴损及阳，机体阳气虚损
   C. 阴邪侵袭，伤及阳气，阴盛则阳病
   D. 阴寒直中脏腑，阳气受损
   E. 脏腑阴阳失去平衡

10. 五志过极、六气皆可化生的是
    A. 内风
    B. 内寒
    C. 内湿
    D. 内燥
    E. 内火

11. 下列各项中,与女子胞的功能关系最为密切的是
   A. 心、肝、脾,以及冲脉、督脉
   B. 心、肺、肾,以及阳明脉、带脉
   C. 心、肾,以及冲脉、任脉、督脉
   D. 心、脾,以及冲脉、任脉、带脉
   E. 心、肝、脾、肾,以及冲脉、任脉

12. "利小便即所以实大便"治法的依据是
   A. 脾主运化水液
   B. 小肠泌别清浊
   C. 肺主通调水道
   D. 膀胱贮尿排尿
   E. 肾主司二便

13. 治疗瘀血所致的崩漏,应选用的治法是
   A. 收涩止血法
   B. 塞因塞用法
   C. 益气摄血法
   D. 通因通用法
   E. 温补肝肾法

14. 《素问·六微旨大论》中的"是以升降出入,无器不有",说明了气的运动具有
   A. 代表性
   B. 对立性
   C. 普遍性
   D. 特殊性
   E. 相关性

15. 《素问·灵兰秘典论》云"心者,君主之官也,神明出焉"中"神明"的含义是
   A. 阴阳不测
   B. 人的精神意识思维活动
   C. 脏腑的功能活动
   D. 清静机灵
   E. 两目之神采

16. 抵当汤中没有
   A. 大黄
   B. 水蛭
   C. 虻虫
   D. 桃仁
   E. 甘遂

17. 不属于太阴脏虚寒证的症状是
   A. 胸下结硬
   B. 腹满
   C. 呕吐、食不下
   D. 自利不渴
   E. 时腹自痛

18. "大病差后,喜唾,久不了了,胸上有寒",用何方治疗
   A. 理中丸
   B. 五苓散
   C. 小青龙汤
   D. 苓桂术甘汤
   E. 十枣汤

19. 水逆证的主要症状是
   A. 脉浮或浮数、微热、消渴
   B. 渴欲饮水、水入则吐
   C. 消渴或烦渴、干呕
   D. 小便不利、气上冲胸
   E. 心下痞、少腹满

20. 《金匮要略》论治血痹"阴阳俱微"的方剂是
   A. 薯蓣丸
   B. 肾气丸
   C. 黄芪桂枝五物汤
   D. 天雄散
   E. 小建中汤

21. 后世养血调经名方四物汤是从《金匮要略》哪个方剂化裁而成
   A. 当归散

B. 当归芍药散
C. 胶艾汤
D. 当归建中汤
E. 麦门冬汤

22. 胸胁支满,目眩,伴有小便不利的病证,属
    A. 痰饮之饮停心下
    B. 悬饮之饮流胁下
    C. 溢饮之饮流四肢
    D. 支饮之饮阻胸膈
    E. 伏饮之饮邪深伏

23. 下列哪一项不是风温的诊断要点
    A. 初起见发热、微恶风寒、咳嗽、口微渴、脉浮数等肺卫见症
    B. 卫分证过后可出现肺热壅盛之气分证候
    C. 后期易进入下焦,出现阴虚动风证
    D. 发生于冬春两季
    E. 肺卫之邪不解,可逆传心包

24. 春温后期,身热,心烦不得卧,口干咽燥,舌红苔黄,脉细数。病机为
    A. 肾阴耗伤,心火炽盛
    B. 热灼营阴,心神被扰
    C. 热入心包,心窍闭阻
    D. 余邪留伏阴分
    E. 肝肾阴伤,邪少虚多

25. 归经的含义是
    A. 药物对于机体有无毒副作用
    B. 药物具有的寒、热、温、凉四种性质
    C. 药物对于机体某部位的选择性作用
    D. 药物具有的升、降、浮、沉的作用趋向
    E. 药物具有的辛、甘、酸、苦、咸五种味道

26. 表示减毒配伍关系的是
    A. 相须,相使
    B. 相恶,相反
    C. 相畏,相杀

    D. 相须,相畏
    E. 相恶,相杀

27. 下列各项,不属蝉蜕功效的是
    A. 疏散风热
    B. 透疹止痒
    C. 息风止痉
    D. 明目退翳
    E. 宣通鼻窍

28. 善于疏解半表半里之邪,具有和解退热功效的药物是
    A. 菊花
    B. 柴胡
    C. 升麻
    D. 桑叶
    E. 蝉蜕

29. 栀子的归经是
    A. 心、肺、胃、三焦经
    B. 心、肝、胃、肺经
    C. 心、肺、胆、膀胱经
    D. 心、胃、肝、胆经
    E. 心、胃、肺、膀胱经

30. 既能清热解毒,又能疏散风热、凉血止痢的药物是
    A. 金银花
    B. 连翘
    C. 青黛
    D. 大青叶
    E. 板蓝根

31. 既可以清肝,又能杀虫的药物是
    A. 番泻叶
    B. 芦荟
    C. 甘遂
    D. 芫花
    E. 牵牛子

32. 常制成霜使用的药物是
    A. 火麻仁
    B. 郁李仁
    C. 巴豆
    D. 牵牛子
    E. 杏仁

33. 具有化湿解暑功效的药物是
    A. 苍术
    B. 佩兰
    C. 豆蔻
    D. 砂仁
    E. 草豆蔻

34. 芳香化湿药的主治病证是
    A. 水湿内停
    B. 水湿泄泻
    C. 湿阻中焦
    D. 湿痹拘挛
    E. 湿疹湿疮

35. 功能甘淡渗泄、利水渗湿,兼能泄热的药物是
    A. 茯苓
    B. 车前子
    C. 木通
    D. 泽泻
    E. 冬瓜皮

36. 可用于暑湿泄泻,利小便以实大便的药物是
    A. 茵陈
    B. 通草
    C. 瞿麦
    D. 车前子
    E. 海金沙

37. 既善疏肝,又能暖肝的药物是
    A. 肉桂
    B. 花椒
    C. 香附
    D. 山茱萸
    E. 吴茱萸

38. 下列各项,不属附子主治证的是
    A. 亡阳欲脱,肢冷脉微
    B. 寒凝血瘀,经闭阴疽
    C. 命门火衰,阳痿早泄
    D. 中寒腹痛,阴寒水肿
    E. 阳虚外感,寒痹刺痛

39. 既能温中回阳,又能温肺化饮的药物是
    A. 生姜
    B. 干姜
    C. 炮姜
    D. 煨姜
    E. 高良姜

40. 既能消食化积,又能行气散瘀的药物是
    A. 神曲
    B. 山楂
    C. 木香
    D. 枳实
    E. 鸡内金

41. 既能凉血止血,又能化痰止咳、生发乌发的药物是
    A. 大蓟
    B. 藕节
    C. 侧柏叶
    D. 地榆
    E. 三七

42. 蒲黄具有的功效是
    A. 止血,化瘀,利尿
    B. 止血,温胃,行气
    C. 止血,敛肺,下气
    D. 止血,敛肺,止咳

E. 止泻,活血,定痛

43. 川牛膝和怀牛膝功效的主要不同点是
    A. 川牛膝偏清上部火热,怀牛膝偏清下部湿热
    B. 川牛膝偏补肝肾,怀牛膝偏祛风湿
    C. 川牛膝偏活血通经,怀牛膝偏利尿通淋
    D. 川牛膝偏强腰膝,怀牛膝偏活血通经
    E. 川牛膝活血通经力强,怀牛膝长于补肝肾,强筋骨

44. 下列不具有行气功效的药物是
    A. 川芎
    B. 郁金
    C. 延胡索
    D. 三棱
    E. 五灵脂

45. 既能润肺化痰止咳,又能杀虫灭虱的药物是
    A. 榧子
    B. 百部
    C. 贯众
    D. 鹤虱
    E. 花椒

46. 多服久服对肝功能有一定损害的药物是
    A. 鸡血藤
    B. 丹参
    C. 洋金花
    D. 黄药子
    E. 土茯苓

47. 具有养心安神敛汗功效的药物是
    A. 酸枣仁
    B. 莲子
    C. 远志
    D. 合欢皮
    E. 夜交藤

48. 善治痰热闭阻心窍、神昏口噤的药物是
    A. 钩藤
    B. 金银花
    C. 牛黄
    D. 白菊花
    E. 大青叶

49. 代赭石具有的功效是
    A. 收敛固涩
    B. 镇惊安神
    C. 清肝明目
    D. 降逆止呕
    E. 坠痰平喘

50. 具有补肾阳、益精血、强筋骨、调冲任、托疮毒功效的药物是
    A. 狗脊
    B. 补骨脂
    C. 鹿茸
    D. 蛤蚧
    E. 人参

51. 具有疗伤续断、活血祛瘀、止痛功效的药物是
    A. 杜仲
    B. 桑寄生
    C. 五加皮
    D. 续断
    E. 狗脊

52. 下列选项,不属甘草归经的是
    A. 脾
    B. 肺
    C. 胃
    D. 肝
    E. 心

53. 下列选项,不属椿皮功效的是
    A. 清热燥湿

B. 收敛止带

C. 止血止泻

D. 固精缩尿

E. 杀虫

54. 瓜蒂具有的功效是
    A. 涌吐痰涎,截疟
    B. 涌吐痰食,祛湿退黄
    C. 涌吐痰涎,解毒收湿
    D. 涌吐痰涎,收疮
    E. 涌吐痰食,温肺化饮

55. 我国历史上第一部方论专著是
    A.《祖剂》
    B.《医方考》
    C.《景岳全书》
    D.《医方集解》
    E.《成方便读》

56.《温病条辨》所称"辛凉平剂"指的是
    A. 银翘散
    B. 桑菊饮
    C. 桑杏汤
    D. 参苏饮
    E. 白虎汤

57. 下列各项,是对十枣汤使用注意事项的描述,其中欠妥的是
    A. 根据患者耐药性酌情增减药量
    B. 宜清晨空腹时服用
    C. 年老体弱者慎用
    D. 宜从大剂量开始
    E. 孕妇忌用

58. 痛泻要方中配伍防风的主要用意是
    A. 祛风胜湿
    B. 散肝舒脾
    C. 燥湿止痛
    D. 补脾柔肝

E. 疏风散寒

59. 清营汤中体现"透热转气"配伍意义的药物是
    A. 金银花、生地黄
    B. 连翘、黄连
    C. 金银花、麦冬
    D. 金银花、连翘
    E. 黄连、金银花

60. 含有生地黄、知母的方剂是
    A. 生脉散
    B. 玉女煎
    C. 九味羌活汤
    D. 犀角地黄汤
    E. 青蒿鳖甲汤

61. 阳和汤的主治病证是
    A. 丹毒
    B. 阴疽
    C. 喑痱
    D. 寒痹
    E. 大头瘟

62. 完带汤主治证的病位是
    A. 脾、胃
    B. 肺、脾
    C. 肝、肾
    D. 脾、肾
    E. 肝、脾

63. 金锁固精丸的主治病证是
    A. 肾阳亏虚之遗精
    B. 膀胱虚寒之遗尿
    C. 脾肾两虚之遗精
    D. 心肾两虚之遗精
    E. 肾虚不固之遗精

64. 下列各项是对开窍剂使用注意事项的描述,其中错误的是
   A. 中病即止
   B. 孕妇慎用
   C. 宜多加热煎煮
   D. 应辨明闭证、脱证
   E. 应辨明病性属寒、属热

65. 定喘汤与苏子降气汤两方组成中均含有的药物是
   A. 苏子、甘草
   B. 苏子、杏仁
   C. 厚朴、杏仁
   D. 半夏、黄芩
   E. 当归、甘草

66. 主治脾阳虚便血的方剂是
   A. 黄土汤
   B. 归脾汤
   C. 槐花散
   D. 四君子汤
   E. 补中益气汤

67. 大秦艽汤的主治病证是
   A. 破伤风
   B. 风寒湿痹
   C. 阴虚风动
   D. 风中头面经络
   E. 风邪初中经络

68. 麦门冬汤原方中麦冬与半夏的用量比例是
   A. 7:1
   B. 6:1
   C. 5:1
   D. 4:1
   E. 3:1

69. 主治湿温时疫,湿热并重的首选方剂是
   A. 甘露消毒丹
   B. 藿香正气散
   C. 香薷饮
   D. 连朴饮
   E. 三仁汤

70. 乌梅丸的主治病证是
   A. 痰厥
   B. 蛔厥
   C. 气厥
   D. 血厥
   E. 晕厥

二、B型题（标准配伍题）

答题说明

以下提供若干组考题,每组考题共用在考题前列出的A、B、C、D、E五个备选答案。请从中选择一个与问题关系最密切的答案。某个备选答案可能被选择一次、多次或不被选择。

(71~72题共用备选答案)
   A. 水脏
   B. 娇脏
   C. 刚脏
   D. 孤府
   E. 中精之府

71. 肝的另一种称谓是
72. 胆的另一种称谓是

(73~74题共用备选答案)
   A. 未病先防
   B. 既病防变
   C. 调理阴阳
   D. 扶正祛邪
   E. 治病求本

73. 调摄精神和锻炼身体以提高正气抗邪能力的防病原则是

74. 药物预防及人工免疫的原则是

（75～76题共用备选答案）
A. 里热炽盛，迫津外越
B. 营卫失和，卫不固营
C. 肠胃实热，迫津外越
D. 阳气虚衰，卫阳不固
E. 热郁于里，郁热上蒸

75. 桂枝汤证汗出的病机是
76. 白虎加人参汤证汗出的病机是

（77～78题共用备选答案）
A. 气分证
B. 血分证
C. 卫分证
D. 营分证
E. 卫营同病证

77. 热陷心包，心窍闭阻属于
78. 湿热酿痰，蒙蔽心包属于

（79～80题共用备选答案）
A. 枳实薤白桂枝汤
B. 瓜蒌薤白白酒汤
C. 薏苡附子散
D. 瓜蒌薤白半夏汤
E. 乌头赤石脂丸

79. 《金匮要略》论治"胸痹缓急者"，用
80. 《金匮要略》论治"心痛彻背，背痛彻心者"，用

（81～82题共用备选答案）
A. 四气
B. 五味
C. 升降浮沉
D. 归经
E. 有毒无毒

81. 与所治疾病的寒热性质相对而言的中药性能是
82. 与所治疾病的病势相对而言的中药性能是

（83～84题共用备选答案）
A. 泻下力强
B. 泻下力缓
C. 偏于活血
D. 善清上焦火热
E. 善止血

83. 生大黄的特点是
84. 大黄炭的特点是

（85～86题共用备选答案）
A. 驱杀绦虫，宜研末，用温开水送服
B. 驱杀绦虫，用冷开水调，饭后服
C. 生用力佳，炒用力缓，鲜者优于陈年者
D. 驱杀姜片虫，宜文火久煎
E. 治疗疥癣，宜研末，用醋或蜂蜜涂患处

85. 槟榔的用法是
86. 南瓜子的用法是

（87～88题共用备选答案）
A. 清热解毒
B. 止痢补虚
C. 化瘀利尿
D. 固精缩尿
E. 涩肠止泻

87. 仙鹤草具有的功效是
88. 血余炭具有的功效是

（89～90题共用备选答案）
A. 既能平肝潜阳，又能清肝明目
B. 既能软坚散结，又能平肝潜阳
C. 既能软坚散结，又能利水
D. 既能软坚散结，又能滋阴潜阳
E. 既能软坚散结，又能活血止痛

89. 牡蛎具有的功效是
90. 珍珠母具有的功效是

（91～92题共用备选答案）
A. 败毒散
B. 银翘散

C. 麻黄汤

D. 加减葳蕤汤

E. 麻黄细辛附子汤

91. 阳虚之体外感风寒表证,治宜选用

92. 阴虚之体外感风热表证,治宜选用

(93~94题共用备选答案)

A. 仙方活命饮

B. 普济消毒饮

C. 泻白散

D. 白虎汤

E. 凉膈散

93. 被誉为"外科之首方"的方剂是

94. 主治大头瘟的方剂是

(95~96题共用备选答案)

A. 四逆散

B. 四逆汤

C. 乌梅丸

D. 大承气汤

E. 当归四逆汤

95. 治疗阳郁厥逆,首选的方剂是

96. 治疗阳衰寒厥,首选的方剂是

(97~98题共用备选答案)

A. 四君子汤

B. 六味地黄丸

C. 补中益气汤

D. 百合固金汤

E. 参苓白术散

97. 体现培土生金治法的方剂是

98. 体现金水相生治法的方剂是

(99~100题共用备选答案)

A. 脾胃虚寒证

B. 肝胃虚寒证

C. 湿滞脾胃证

D. 脾胃寒湿气滞证

E. 肝经寒凝气滞证

99. 厚朴温中汤的主治证候是

100. 平胃散的主治证候是

一、A 型题（单句型最佳选择题）

答题说明

以下每一道考题下面有 A、B、C、D、E 五个备选答案。请从中选择一个最佳答案。

1. 白昼视力正常,每至黄昏视物不清,称为
   A. 目昏
   B. 目眩
   C. 雀盲
   D. 目痛
   E. 目涩

2. 月经先期,月经量多,色深红质稠。此属
   A. 血虚不荣
   B. 气虚不固
   C. 瘀阻胞络
   D. 血热内炽
   E. 脾肾虚损

3. 风寒表证的特征是
   A. 发热轻而恶风
   B. 恶寒重发热轻
   C. 发热重恶寒轻
   D. 恶寒发热交替
   E. 但发热不恶寒

4. 足厥阴肝经与舌的关系是
   A. 络舌本
   B. 夹舌本
   C. 结于舌本
   D. 连舌本
   E. 散舌下

5. 阳虚寒湿之体而见痰饮聚久化热的舌苔是
   A. 苔黄白相兼
   B. 苔淡黄滑润
   C. 苔黄而干燥
   D. 苔黄而厚腻
   E. 苔黄而腐腻

6. 以下哪项不是望舌态的内容
   A. 短缩舌
   B. 颤动舌
   C. 歪斜舌
   D. 裂纹舌
   E. 痿软舌

7. 病人患溃腐疮疡日久,其病室中的异常气味是
   A. 血腥气味
   B. 腐臭气味
   C. 尸臭气味
   D. 尿臊气味
   E. 烂苹果气味

8. 咳声如犬吠,伴有声音嘶哑,呼吸困难,多见于
   A. 顿咳
   B. 白喉
   C. 肺气虚损
   D. 痰湿阻肺
   E. 阴虚肺燥

9. 战汗之后,如汗出热退脉缓,此为
   A. 邪去正安
   B. 邪盛正衰
   C. 疾病恶化
   D. 邪热入里
   E. 正气虚弱

10. 具有脉短如豆,滑数有力特征的脉象是
    A. 滑脉
    B. 数脉
    C. 动脉
    D. 疾脉

E. 促脉

11. 主病痰饮、食滞、实热证,以及青壮年的常脉、妇人孕脉,其脉象是
    A. 实脉
    B. 长脉
    C. 缓脉
    D. 洪脉
    E. 滑脉

12. 下列哪项不是太阳蓄血证的临床表现
    A. 少腹急结硬满
    B. 如狂或发狂
    C. 小便不利
    D. 大便色黑如漆
    E. 脉沉涩或沉结

13. 身大热,汗大出,大渴引饮,面赤气粗苔黄燥,脉洪大,属
    A. 少阳热化证
    B. 阳明经证
    C. 阳明腑证
    D. 少阳病证
    E. 太阳病证

14. 下列哪项属温病传变中的逆传
    A. 病从卫分传入气分
    B. 病从气分传入营分
    C. 病从上焦传入中焦
    D. 病从中焦传入下焦
    E. 病从肺卫传入心包

15. 下列属于病性辨证的是
    A. 外伤
    B. 劳倦
    C. 饮食
    D. 毒邪
    E. 阴阳虚损

16. 瘀血疼痛的特点是
    A. 隐痛
    B. 窜痛
    C. 重痛
    D. 刺痛
    E. 胀痛

17. 血热证的表现不包括的是
    A. 月经量多而色淡
    B. 身热面赤而发斑
    C. 肌肤生疮、疖、疔、痈
    D. 温热病之血分证
    E. 迫血妄行而出血

18. 一般不会出现失眠的证是
    A. 心阳虚证
    B. 心血虚证
    C. 痰火扰神证
    D. 心阴虚证
    E. 心火亢盛证

19. 外湿的证候表现不包括的是
    A. 肢体困重、酸痛
    B. 皮肤湿痒
    C. 腹胀纳呆
    D. 病位偏重于体表
    E. 恶寒微热

20. 对病人面色的观察,首先应注意鉴别
    A. 主色与客色
    B. 常色与病色
    C. 主色与病色
    D. 客色与病色
    E. 善色与恶色

21. 头痛者伴颈强直,凯尔尼格征阳性,常见于
    A. 流行性乙型脑炎
    B. 脑出血
    C. 蛛网膜下腔出血

D. 脑肿瘤

E. 脑梗死

22. 吸气性呼吸困难的特征是
    A. 明显的哮鸣音
    B. 深大呼吸
    C. 呼吸浅慢
    D. 三凹征
    E. 胸部一侧呼吸减弱

23. 呕吐大量隔宿食物,多见于
    A. 急性糜烂性胃炎
    B. 慢性胃炎
    C. 消化性溃疡
    D. 急性肝炎
    E. 幽门梗阻

24. 下列意识障碍病因中,哪项属脑血管病
    A. 脑梗死
    B. 脑脓肿
    C. 脑肿瘤
    D. 外伤性颅内血肿
    E. 癫痫

25. 疼痛伴有沉重之感,是因
    A. 气机阻滞
    B. 湿邪困阻
    C. 瘀血阻滞
    D. 寒邪凝滞
    E. 火邪窜络

26. 患者眩晕、呕吐,查体发现眼球震颤和共济失调。可能的病因是
    A. 丘脑病变
    B. 颈椎病
    C. 延脑病变
    D. 颅内肿瘤
    E. 梅尼埃病

27. 下列关于下肢静脉曲张的叙述,错误的是
    A. 多见于小腿
    B. 主要是下肢的浅静脉血液回流受阻所致
    C. 静脉如蚯蚓状怒张、弯曲
    D. 常见于从事坐位性工作者
    E. 严重者可形成溃疡,经久不愈或留瘢痕

28. 脊髓灰质炎最常见的表现是
    A. 关节变形
    B. 杵状指(趾)
    C. 匙状甲
    D. 肢端肥大
    E. 肌肉萎缩

29. 胸骨左缘第1~2肋间及其附近区域听到连续性杂音,见于
    A. 二尖瓣狭窄
    B. 二尖瓣关闭不全
    C. 动脉导管未闭
    D. 主动脉瓣狭窄
    E. 主动脉瓣关闭不全

30. 两上肢自然下垂,肩胛下角平
    A. 第3肋间
    B. 第4肋间
    C. 第5肋间
    D. 第6肋间
    E. 第7肋间

31. 下列哪项心率在正常范围且节律规整
    A. Ⅰ度房室传导阻滞
    B. 心房颤动
    C. 室性早搏
    D. Ⅱ度房室传导阻滞
    E. 心房扑动

32. 肝颈静脉反流征阳性见于
    A. 肝炎
    B. 肝硬化

C. 二尖瓣狭窄
D. 右心功能不全
E. 左心功能不全

33. 脾脏重度增大,表面有结节,多见于
   A. 慢性淋巴细胞白血病
   B. 疟疾
   C. 肝硬化
   D. 伤寒
   E. 淋巴肉瘤

34. 患者从高处坠地后,腰以下感觉消失,伴排尿障碍,其感觉障碍的类型为
   A. 神经根型
   B. 内囊型
   C. 脊髓横断型
   D. 脑干型
   E. 皮质型

35. 成年女性,正常血沉的参考值为
   A. 0～5mm/h
   B. 0～10mm/h
   C. 0～15mm/h
   D. 0～20mm/h
   E. 0～25mm/h

36. 下列哪项为脑脊液检查的禁忌证
   A. 脑膜刺激征阳性
   B. 疑有颅内出血
   C. 原因不明的昏迷、瘫痪
   D. 疑有中枢神经系统恶性肿瘤
   E. 颅内压明显增高

37. 判断骨髓增生程度的依据是
   A. 粒细胞与幼稚细胞的比例
   B. 有核细胞与粒细胞的比例
   C. 成熟红细胞与有核细胞的比例
   D. 粒细胞与成熟红细胞的比例
   E. 成熟红细胞与粒细胞的比例

38. 能很好地反映肾脏浓缩稀释功能的指标是
   A. 尿比重
   B. 夜尿量
   C. 尿沉渣计数
   D. 蛋白尿
   E. 24小时尿量

39. 稳定型心绞痛发作时心电图的改变是
   A. P波高尖
   B. 异常Q波
   C. S-T段水平压低0.1mV以上
   D. 完全性右束支传导阻滞
   E. P-R间期延长

40. 肺结核治愈后的常见X线表现是
   A. 渗出
   B. 增殖
   C. 纤维化及钙化
   D. 干酪性病灶
   E. 空洞

41. 药物作用的两重性指的是
   A. 副作用和治疗作用
   B. 原发性作用和继发性作用
   C. 治疗作用和毒性反应
   D. 局部作用和全身作用
   E. 治疗作用和不良反应

42. 促进药物生物转化的主要酶是
   A. 磷酸二酯酶
   B. 单胺氧化酶
   C. 肝微粒体酶
   D. 胆碱酯酶
   E. 二氢叶酸还原酶

43. 半数有效量是
   A. 引起50%动物死亡的剂量
   B. 达到50%有效血浓度的剂量
   C. 引起50%动物产生阳性反应的剂量

D. 达到50%阈剂量的剂量

E. 引起50%动物中毒的剂量

44. 主动转运的特点是

A. 需要载体,消耗能量

B. 需要载体,不消耗能量

C. 消耗能量,无饱和性

D. 无饱和性,有竞争性抑制

E. 不消耗能量,无竞争性抑制

45. 硝酸甘油常采用舌下含服给药的原因是

A. 易被酸性胃液破坏

B. 易被碱性肠液破坏

C. 口服不易吸收

D. 口服刺激性大

E. 首过消除明显

46. 作用于中枢部位的抗高血压药是

A. 利血平

B. 可乐定

C. 哌唑嗪

D. 肼屈嗪

E. 硝普钠

47. 可促进呼吸道黏液分泌的药物是

A. 乙酰半胱氨酸

B. 氯化铵

C. 氨茶碱

D. 溴己新

E. 地塞米松

48. 脱水药不宜用于

A. 慢性心功能不全

B. 青光眼

C. 肾衰竭

D. 颅脑外伤致脑水肿

E. 脑瘤致脑水肿

49. 新斯的明一般不宜用于

A. 重症肌无力

B. 支气管哮喘

C. 肌松药过量中毒

D. 手术后腹气胀和尿潴留

E. 阿托品中毒

50. 呋塞米的利尿作用的机制是

A. 抑制肾脏的稀释功能

B. 抑制肾脏的浓缩功能

C. 阻滞 Na^+ 重吸收

D. 对抗醛固酮的作用

E. 抑制肾脏的稀释和浓缩功能

51. 可翻转肾上腺素升压效应的是

A. 酚妥拉明

B. 阿托品

C. 利血平

D. 阿替洛尔

E. 普萘洛尔

52. "冬眠合剂"是指下述哪一组药物

A. 苯巴比妥、异丙嗪、吗啡

B. 苯巴比妥、氯丙嗪、吗啡

C. 氯丙嗪、异丙嗪、吗啡

D. 氯丙嗪、阿托品、哌替啶

E. 氯丙嗪、异丙嗪、哌替啶

53. 有抗病毒作用的药是

A. 克霉唑

B. 阿昔洛韦

C. 氟康唑

D. 酮康唑

E. 咪康唑

54. 青霉素对下列哪类病原体不敏感

A. 溶血性链球菌

B. 钩端螺旋体

C. 脑膜炎球菌

D. 百日咳杆菌

E. 大肠杆菌

55. 立克次体引起斑疹伤寒,应首选
    A. 青霉素 G
    B. 红霉素
    C. 四环素
    D. 氧氟沙星
    E. 磺胺嘧啶

56. 病原体侵入人体后,仅引起机体发生特异性的免疫应答,临床上不显出任何症状、体征及生化改变。此种表现属于
    A. 病原体被清除
    B. 隐性感染
    C. 显性感染
    D. 病原携带状态
    E. 潜伏性感染

57. 对确诊急性 HBV 感染最有意义的指标是
    A. 抗-HBc 阳性
    B. 抗-HBe 阳转
    C. HBeAg 阳性
    D. 抗-HBs 阳转
    E. 抗-HBe 阳性

58. 曾用过抗菌药物,疑为伤寒的患者,最有价值的检查是
    A. 粪培养
    B. 骨髓培养
    C. 血培养
    D. 肥达反应
    E. 血嗜酸性粒细胞计数

59. 下列有关隔离的叙述,错误的是
    A. 是控制传染病流行的重要措施
    B. 便于管理传染源
    C. 可防止病原体向外扩散给他人
    D. 可根据传染病的平均传染期来确定隔离期限

E. 某些传染病患者解除隔离后尚应进行追踪观察

60. 人们在遇到压力、痛苦、困境、困扰时引起自杀的主要原因是
    A. 不想应对遇到的应激源
    B. 已排除遇到的应激源
    C. 难以应对遇到的应激源
    D. 无意识遇到的应激源
    E. 想超越遇到的应激源

61. 在发病、发展、转归和防治等方面都与心理社会因素密切相关的躯体疾病称为
    A. 心身疾病
    B. 社会疾病
    C. 心理疾病
    D. 生理疾病
    E. 综合疾病

62. 下列关于良好的医患的叙述,不正确的是
    A. 可提高病人的社交能力
    B. 可使患者逐步建立治疗动机
    C. 可造就医患之间的信任感
    D. 本身就是一种治疗手段
    E. 可为医生设计、修订治疗方案提供可靠的依据

63. 下列各项违背了不伤害原则的是
    A. 有证据证明,生物学死亡即将来临,而病人痛苦时,允许病人死亡
    B. 积极强迫病人进行各种实验室检查
    C. 不对病人做与诊断无关的检查
    D. 糖尿病病人足部出现严重溃疡,且有发生败血症的危险时,应予以截肢
    E. 妊娠危及孕妇生命时,可行人工流产

64. 下列医患关系中,属于非技术关系的是
    A. 医务人员为患者实施手术
    B. 医务人员在急诊室抢救昏迷病人

C.医务人员对患者的同情和尊重
D.医务人员以精湛医术为患者服务
E.医务人员向患者解释病情

65.下列不属医学道德评价方式的是
A.社会舆论
B.内心信念
C.法律条文
D.传统习惯
E.自我评价

66.《医疗机构从业人员行为规范》适用于哪些人员
A.医疗机构的医生、护士、药剂人员、医技人员
B.医疗机构的医护及后勤人员
C.医疗机构的管理、财务、后勤等人员
D.药学技术人员
E.医疗机构内所有从业人员

67.刑法规定的犯罪行为是指
A.危害社会行为
B.思想活动行为
C.犯罪的客体
D.犯罪的对象

E.犯罪的社会关系

68.计划生育技术服务机构中的医师资格取得及管理执行
A.《中华人民共和国人口与计划生育法》
B.《中华人民共和国妇幼保健法》
C.《中华人民共和国执业医师法》
D.《计划生育技术服务管理条例》
E.《中华人民共和国婚姻法》

69.发布中医医疗广告应按规定经依法审批后发给
A.医疗机构执业许可证
B.药品生产批准文号
C.中医医疗广告批准文号
D.经营许可证
E.制剂许可证

70.制定《中华人民共和国中医药条例》的核心目的是
A.保护人体健康
B.保护传统医药学
C.发展传统医药学
D.继承、创新中医药
E.保持中医药特色

二、B型题（标准配伍题）

答题说明

以下提供若干组考题,每组考题共用在考题前列出的A、B、C、D、E五个备选答案。请从中选择一个与问题关系最密切的答案。某个备选答案可能被选择一次、多次或不被选择。

(71~72题共用备选答案)
A.气轮
B.水轮
C.风轮
D.血轮
E.肉轮

71.五轮学说中肺属
72.五轮学说中心属

(73~74题共用备选答案)
A.热痰
B.寒痰
C.湿痰
D.燥痰
E.肺痈

73.痰白滑量多,易咳出者,属
74.痰白而清稀,或有灰黑点者,属

(75~76题共用备选答案)
A. 釜沸脉
B. 虾游脉
C. 弹石脉
D. 解索脉
E. 雀啄脉

75. 在真脏脉中,主三阳热极,阴液枯竭之候的脉象是
76. 在真脏脉中,主三阴寒极,亡阳于外,虚阳浮越之候的脉象是

(77~78题共用备选答案)
A. 热证转寒
B. 寒证化热
C. 由里出表
D. 由实转虚
E. 由虚致实

77. 病人脾肾阳虚,不能温运气化水液,以致水湿泛滥,形成了水肿。此为
78. 本为咳嗽吐痰,息粗而喘,苔腻脉滑,久之气短而喘,声低懒言,舌淡脉弱。此为

(79~80题共用备选答案)
A. 脐上、脐下均向上
B. 脐上、脐下均向下
C. 脐上向上,脐下向下
D. 脐上向下,脐下向上
E. 以脐为中心向四周放射

79. 上腔静脉阻塞时,腹壁静脉曲张的血流方向为
80. 下腔静脉阻塞时,腹壁静脉曲张的血流方向为

(81~82题共用备选答案)
A. 滑动触诊法
B. 浅部触诊法
C. 双手对应触诊法
D. 深压触诊法
E. 冲击触诊法

81. 触诊腹部肿块应采用
82. 腹水患者触诊肝脏应采用

(83~84题共用备选答案)
A. T波倒置
B. S-T段明显上抬,呈弓背向上的单向曲线
C. T波高耸
D. S-T段下移
E. 异常深而宽的Q波

83. 心肌损伤的心电图改变是
84. 心肌坏死的心电图改变是

(85~86题共用备选答案)
A. 中性粒细胞
B. 淋巴细胞
C. 嗜酸性粒细胞
D. 嗜碱性粒细胞
E. 单核细胞

85. 传染性单核细胞增多症时,主要增多的细胞是
86. 血清病时,主要增多的细胞是

(87~88题共用备选答案)
A. 效能
B. 效价
C. 治疗指数
D. 药物量效曲线
E. 药物时量曲线

87. 反映药物安全性的是
88. 反映药物作用强度的是

(89~90题共用备选答案)
A. 缩宫素
B. 垂体后叶素
C. 麦角新碱
D. 地诺前列酮
E. 雌激素

89. 催产和引产常用的药物是
90. 产后止血常用的药物是

(91～92 题共用备选答案)
 A. 夜盲症
 B. 坏血病
 C. 出血
 D. 佝偻病
 E. 脚气病

91. 维生素 B_1 的主要适应证是
92. 维生素 C 的主要适应证是

(93～94 题共用备选答案)
 A. gp 120
 B. p 24
 C. p 17
 D. gp 41
 E. p 6

93. 属 HIV 外膜蛋白的是
94. 属 HIV 透膜蛋白的是

(95～96 题共用备选答案)
 A. 害怕特定的事物,例如小白鼠、广场、社交活动
 B. 无法抑制地想一个问题或重复一个动作

 C. 没有原因地担心未来
 D. 不遵守社会秩序
 E. 情绪低落、自我评价低,主动意识下降

95. 恐惧症的主要特征是
96. 焦虑的主要特征是

(97～98 题共用备选答案)
 A. 同情感
 B. 责任感
 C. 事业感
 D. 理智感
 E. 道德感

97. 医务人员积极探索疾病、勇于追求真理的情感是
98. 建立在为患者解除病痛神圣职责基础上,对医务人员的行为起主导作用的情感是

(99～100 题共用备选答案)
 A. 白色处方
 B. 橙色处方
 C. 淡绿色处方
 D. 淡红色处方
 E. 淡黄色处方

99. 医疗机构儿科处方是
100. 医疗机构麻醉药品处方是

一、A型题（单句型最佳选择题）

答题说明

以下每一道考题下面有 A、B、C、D、E 五个备选答案。请从中选择一个最佳答案。

1. 肺心病慢性呼吸衰竭患者血气分析动脉血氧分压为 48mmHg，动脉血二氧化碳分压为 84mmHg。宜采用的治疗是
   A. 持续高浓度氧疗
   B. 应用呼吸中枢兴奋剂
   C. 持续低浓度氧疗
   D. 先高浓度，后持续低浓度氧疗
   E. 持续低浓度氧疗加呼吸中枢兴奋剂

2. 肺炎链球菌肺炎典型病理分期不包括的是
   A. 充血期
   B. 红色肝变期
   C. 灰色肝变期
   D. 钙化期
   E. 消散期

3. 下列各项，最适宜手术切除的肺癌类型是
   A. 鳞癌
   B. 腺癌
   C. 小细胞癌
   D. 中央型肺癌
   E. 大细胞癌

4. 肺结核患者突然大咯血，伴呼吸困难，首选的抢救措施是
   A. 高流量吸氧
   B. 应用止血药
   C. 清理呼吸道
   D. 大量输鲜血
   E. 应用镇静药

5. 发现肺癌的最基本检查是
   A. 胸部 X 线检查
   B. 痰脱落细胞学检查
   C. 放射性核素扫描检查
   D. 癌标志物检测
   E. 纤维支气管镜检查

6. 慢性呼吸衰竭痰蒙神窍证的中医治法是
   A. 化痰开窍，醒神止痉
   B. 涤痰开窍，醒神健脾
   C. 燥湿化痰，醒神开窍
   D. 涤痰开窍，息风止痉
   E. 开窍醒神，健脾化痰

7. 属于Ⅱ型呼吸衰竭的血气分析变化的是
   A. PaO_2 65mmHg，$PaCO_2$ 40mmHg
   B. PaO_2 55mmHg，$PaCO_2$ 45mmHg
   C. PaO_2 50mmHg，$PaCO_2$ 60mmHg
   D. PaO_2 85mmHg，$PaCO_2$ 55mmHg
   E. PaO_2 75mmHg，$PaCO_2$ 30mmHg

8. 导致肥厚型心肌病最常见的原因是
   A. 遗传
   B. 中毒
   C. 代谢异常
   D. 药物作用
   E. 病毒性心肌炎

9. 窦性心动过缓很少见于
   A. 睡眠状态
   B. 老年人
   C. 贫血
   D. 甲状腺功能减退
   E. 急性下壁心梗

10. 导致心脏骤停最常见的心律失常是
    A. 心房扑动
    B. 房颤
    C. 阵发性室上速

D. 阿-斯综合征

E. 心室颤动

11. 符合Ⅱ度Ⅰ型房室传导阻滞的心电图特点的是
    A. P-R 间期进行性缩短
    B. R-R 间期进行性延长
    C. 无 QRS 波脱落
    D. P-R 间期恒定
    E. 包括受阻 P 波在内的 R-R 间期小于正常窦性 P-P 间期的 2 倍

12. 中医治疗感染性心内膜炎中的风热外袭证，应首选的方剂是
    A. 银翘散
    B. 白虎汤合五味消毒饮
    C. 清营汤合犀角地黄汤
    D. 青蒿鳖甲汤
    E. 生脉散合补阳还五汤

13. 左房室瓣狭窄患者最常见的早期症状是
    A. 阵发性夜间呼吸困难
    B. 端坐呼吸
    C. 咯血
    D. 劳力性呼吸困难
    E. 声音嘶哑

14. 急性病毒性心肌炎最重要的治疗是
    A. 休息
    B. 应用抗生素预防感染
    C. 应用能量合剂，如 ATP
    D. 静点极化液
    E. 抗病毒治疗

15. 慢性胃炎脾胃湿热证的治法是
    A. 温中散寒，和胃止痛
    B. 健脾益气，温中和胃
    C. 养阴益胃，和中止痛
    D. 清利湿热，醒脾化浊

E. 化瘀通络，和胃止痛

16. 早期胃癌的特点是
    A. 仅累及黏膜层
    B. 病变直径<1cm
    C. 无淋巴结转移
    D. 黏膜层出现平坦型病变
    E. 仅累及黏膜及黏膜下层

17. 对重症胰腺炎最具诊断价值的是
    A. 血脂肪酶增高
    B. 血淀粉酶增高
    C. 血钙降低
    D. 血胆红素增高
    E. B 超检查胰腺增大

18. 中医学认为，胃癌的发病多属本虚标实，其中标实为
    A. 水饮上凌
    B. 痰食阻滞
    C. 痰瘀互结
    D. 瘀血停留
    E. 湿热壅盛

19. 治疗轻型溃疡性结肠炎，首选药物是
    A. 抗生素
    B. 免疫抑制剂
    C. 柳氮磺胺吡啶
    D. 泼尼松
    E. 促肾上腺皮质激素

20. 在慢性胃炎的临床表现中，属于癌前病变的是
    A. 浅表胃炎伴肠上皮化生
    B. 浅表胃炎伴脐状突起
    C. 萎缩胃炎伴肠上皮化生
    D. 萎缩胃炎伴重度不典型增生
    E. 萎缩胃炎伴幽门腺化生

21. 急性胰腺炎肝郁气滞证治则是
   A. 疏肝利胆,行气止痛
   B. 清利肝胆湿热
   C. 通腑泄热,行气止痛
   D. 疏肝理气,健脾利湿
   E. 疏肝理气,行气止痛

22. 再生障碍性贫血的发病脏腑是
   A. 心、肝、脾、肾
   B. 肺、肝、脾、肾
   C. 心、肝、脾、肺
   D. 心、肺、脾、肾
   E. 心、肺、脾、肾

23. ITP 的中医病名是
   A. 虚劳
   B. 温病
   C. 肌衄
   D. 痹证
   E. 中风

24. 下列各项符合中枢神经系统白血病血液生化改变的是
   A. 脑脊液压力降低
   B. 脑脊液白细胞减少
   C. 脑脊液蛋白质减少
   D. 脑脊液糖定量增加
   E. 脑脊液涂片中可找到白血病细胞

25. 治疗湿热内蕴型溶血性贫血的首选方剂是
   A. 茵陈五苓散
   B. 茵陈术附汤
   C. 茵陈蒿汤
   D. 犀角散
   E. 鳖甲煎丸

26. 急性白血病易发生感染,主要原因是
   A. 白血病细胞增多
   B. 继发性营养不良
   C. 成熟粒细胞缺乏
   D. 长期贫血导致机体抵抗力下降
   E. 骨髓造血功能衰竭

27. 关于稀释性低钾血症,下列说法错误的是
   A. 细胞外液水潴留
   B. 血钾浓度相对降低
   C. 机体总钾量正常
   D. 细胞内钾正常
   E. 细胞内钾偏低

28. 对于女性高渗性失水患者,丢失液体量的正确计算方法是
   A. 现体重×4×(实测钠 – 正常钠)
   B. 现体重×3×(实测钠 – 正常钠)
   C. 现体重×6×(实测钠 – 正常钠)
   D. 现体重×2×(实测钠 – 正常钠)
   E. 现体重×5×(实测钠 – 正常钠)

29. 糖尿病酮症酸中毒首先采用的治疗是
   A. 输液,补水
   B. 处理诱发因素
   C. 纠正酸碱平衡失调
   D. 防止并发症
   E. 胰岛素治疗

30. 对于水的代谢下列说法错误的是
   A. 水的排泄主要依赖于抗利尿激素醛固酮和肾的调节
   B. 心钠素对电解质和水的重吸收有调节作用
   C. 低渗性失水属于缺钠性低钠血症
   D. 低渗性失水时,血尿素氮与肌酐比值大于 20:1
   E. 以上都不是

31. 下列关于继发性高脂血症的治疗方案,合理的有
   A. 以总胆固醇升高为主者,选用 IIMG –

CoA 还原酶抑制剂
B. 以甘油三酯升高为主者,选用贝他类
C. 甘油三酯和总胆固醇均升高者选用考来烯胺加氯贝丁酯
D. TC、LDL 与 TG 均显著升高者选用辛伐他汀加氯贝丁酯
E. 以上均合理

32. 潴钠性高钠血症的主要临床表现是
    A. 肌肉骨骼症状
    B. 消化道症状
    C. 神经精神症状
    D. 泌尿系统症状
    E. 呼吸系统症状

33. 具有抑制尿酸合成作用的药物是
    A. 吲哚美辛
    B. 秋水仙碱
    C. 泼尼松
    D. 布洛芬
    E. 别嘌醇

34. 细胞外液的主要溶质是
    A. 镁
    B. 蛋白
    C. 有机酸
    D. 钠
    E. 钾

35. 治疗痛风急性发作的首选药物是
    A. 吲哚美辛
    B. 布洛芬
    C. 秋水仙碱
    D. 泼尼松
    E. 保泰松

36. 类风湿关节炎的特点是
    A. 累及少数或单一关节
    B. 多呈游走性大关节肿痛,极少畸形

    C. 累及对称性小关节,可有畸形
    D. 大小关节均可受累,呈对称性,很少出现畸形
    E. 全身关节酸痛伴明显胸骨下段压痛

37. "治风先治血,血行风自灭"出自
    A.《黄帝内经》
    B.《难经》
    C.《伤寒杂病论》
    D.《医宗必读》
    E.《外台秘要》

38. 痹证属风寒湿偏盛不明显者,治疗宜选用的方剂是
    A. 防风汤
    B. 羌活胜湿汤
    C. 独活寄生汤
    D. 蠲痹汤
    E. 当归四逆汤

39. 完全机械通气支持治疗时,通气机的 $PaCO_2$ 应维持在
    A. 8.0kPa
    B. <6.0kPa
    C. 9.0kPa
    D. 6.0kPa
    E. 10.0kPa

40. 酸碱平衡中反映通气性因素的指标是
    A. $PaCO_2$
    B. PaO_2
    C. AG
    D. SB
    E. BE

41. 可引起呼吸性碱中毒的是
    A. 机械通气过度
    B. 慢性呼吸衰竭合并休克
    C. 应用大量利尿剂

D. 慢阻肺合并呼吸道感染
E. 应用强心剂

42. 下列哪项不是肌松剂在机械通气时的主要适应证
   A. 气管插管
   B. 急性呼吸窘迫综合征
   C. 应用高水平 PEEP
   D. 重症哮喘
   E. 使用镇静剂之前

43. 肺结核的好发部位是
   A. 左下肺及肺上叶
   B. 右中肺及左下肺
   C. 肺上叶后段及下叶背段
   D. 肺叶间及右下肺
   E. 右上肺及左上肺

44. 慢性呼吸衰竭阳微欲脱证,治疗应首选的方剂是
   A. 独参汤
   B. 生脉饮
   C. 参附汤
   D. 回阳救逆汤
   E. 四逆散

45. 结核菌的主要感染方式是
   A. 消化道感染
   B. 血液感染
   C. 皮肤感染
   D. 呼吸道感染
   E. 宫内感染

46. 葡萄球菌的主要致病物质是
   A. 毒素与酶
   B. 荚膜
   C. 溶血素
   D. 纤毛
   E. 细胞核

47. 肺癌之痰湿毒蕴证的治疗,首选方剂是
   A. 导痰汤
   B. 涤痰汤
   C. 苍附导痰丸
   D. 二陈丸
   E. 清气化痰丸

48. 治疗肝硬化肝肾阴虚证,应首选方剂是
   A. 柴胡疏肝散
   B. 实脾饮
   C. 中满分消丸
   D. 茵陈蒿汤
   E. 一贯煎合膈下逐瘀汤

49. 为明确上消化道大出血原因,首选的检查方法是
   A. 上消化道造影
   B. B 型超声检查
   C. 胃镜检查
   D. 选择性动脉造影检查
   E. 胸片

50. 糖尿病的基本治疗措施不包括
   A. 自我监测血糖
   B. 糖尿病的健康教育
   C. 体育锻炼
   D. 饮食治疗
   E. 口服药物治疗

51. 在糖尿病的饮食治疗中,成人休息状态下保持理想体重应给予的热量是
   A. 大于 167kJ/kg
   B. 125.5~146kJ/kg
   C. 146~167kJ/kg
   D. 105~125.5kJ/kg
   E. 125.5~167kJ/kg

52. 关于人体水的代谢,下列说法错误的是
   A. 正常人每日水的排出和摄入量是平衡的

B. 成人每日需水量为 30~40mL/kg

C. 按热量估计,需水量约为 1mL/kcal

D. 正常的体液维持着电荷的恒定

E. 成人每日需水量为 20~30mL/kg

53. 1 型糖尿病与 2 型糖尿病的最主要区别是
   A. 发病年龄不同
   B. 对胰岛素的敏感性不同
   C. 胰岛素基础值及释放曲线不同
   D. 发生酮症酸中毒的倾向不同
   E. 血糖稳定性不同

54. 下列关于高脂血症的说法不正确的是
   A. 高脂血症常为高脂蛋白血症
   B. 由于脂肪代谢运转异常使血液中的脂质高于正常
   C. 脂质易溶于水,不与蛋白质结合
   D. 脂质必须与蛋白质结合以脂蛋白的形式存在
   E. 脂质不溶于水或微溶于水

55. 糖尿病引起的神经并发症中,最常见的是
   A. 脊髓病变
   B. 神经根病变
   C. 周围神经病变
   D. 中枢神经系统病变
   E. 脑神经病变

56. 对于人体内环境,下列说法正确的是
   A. 细胞内外液所含成分无差异
   B. 大分子物质能进入细胞膜
   C. 细胞内外液渗透压平衡主要依靠钠离子在细胞内外移动来调节
   D. 人体有完善的体液容量和渗透压调节功能
   E. 水摄入调节主要依靠组织调节

57. 检测血糖时,最好使用
   A. 全血

B. 静脉血浆
C. 动脉血
D. 静脉血
E. 动脉血浆

58. 关于渗透压下列说法错误的是
   A. 临床上以 $mOsm/(kg \cdot H_2O)$ 表示液体的渗透压
   B. 血浆渗透压可用冰点渗透压计测定
   C. 机体主要依靠肾维持钠的平衡来调节渗透压
   D. 钠离子是血浆中的主要阳离子,是维持血浆渗透压平衡的主要因素
   E. 钙离子为维持血浆渗透压平衡的主要因素

59. 血浆渗透压的计算公式为
   A. $2(Na^+ + K^+)mmol/L + 葡萄糖 mmol/L + 尿素氮 mmol/L$
   B. $3(Na^+ + K^+)mmol/L + 葡萄糖 mmoL/L + 尿素氮 mmol/L$
   C. $4(Na^+ + K^+)mmol/L + 葡萄糖 mmol/L + 尿素氮 mmol/L$
   D. $(Na^+ + K^+)mmol/L + 葡萄糖 mmol/L + 尿素氮 mmol/L$
   E. $2.5(Na^+ + K^+)mmol/L + 葡萄糖 mmol/L + 尿素氮 mmol/L$

60. 在有氧条件下乳酸钠需转化为 HCO_3^- 而起作用,进行转化的部位为
   A. 肺
   B. 血液
   C. 肾
   D. 肝
   E. 体液

61. 下列选项,可加重心电图高钾表现的是
   A. 碱中毒
   B. 心包炎

C. 洋地黄中毒
D. 酸中毒
E. 心室肥大

62. 腔隙性脑梗死主要分布的部位是
A. 放射冠
B. 丘脑
C. 脑干
D. 基底节区
E. 小脑

63. 颈内动脉闭塞的主要临床表现是
A. 单眼一过性黑蒙
B. 中枢性面瘫
C. 行为障碍
D. 自发性疼痛
E. 眩晕

64. 血管性痴呆最常见的类型是
A. 多发梗死性痴呆
B. 单发梗死性痴呆
C. 特殊部位梗死性痴呆
D. 皮质下动脉硬化性脑病
E. 中毒性脑病

65. 溃疡病组织损害至少要深达的层次是
A. 黏膜层
B. 黏膜下层
C. 黏膜肌层
D. 肌层
E. 浆膜层

66. 根治慢性再生障碍性贫血的方法是
A. 丙酸睾酮肌内注射
B. 骨髓移植

C. 维生素 B_{12} 肌内注射
D. 静脉注射抗胸腺细胞球蛋白
E. 肾上腺糖皮质激素口服

67. 中医治疗痹证时强调"阳气并则阴凝散"是指
A. 要注重补益脾土
B. 补益气血是关键
C. 要注重养血活血
D. 治寒宜温阳补火
E. 要注重补益肝肾

68. 治疗急性肾衰竭热毒炽盛证应首选的方剂是
A. 黄连解毒汤
B. 黄连温胆汤
C. 黄连泻心汤
D. 黄连阿胶汤
E. 泻心汤

69. 下列选项中,与慢性肾炎发病关系密切的脏腑是
A. 肺、脾、肾
B. 肝、脾、肾
C. 心、脾、肾
D. 心、肝、肾
E. 肺、肝、肾

70. 左室功能不全的病人,听诊改变最有意义的是
A. 肺动脉瓣第2心音减弱
B. 心尖区舒张期奔马律
C. 第1心音减弱
D. 心率明显加快
E. 肺动脉瓣第2心音增强

二、B型题（标准配伍题）

答题说明

以下提供若干组考题,每组考题共用在考题前列出的 A、B、C、D、E 五个备选答案。请从中选择一个与问题关系最密切的答案。某个备选答案可能被选择一次、多次或不被选择。

（71~72题共用备选答案）
A. 多巴胺
B. 美托洛尔
C. 硝普钠
D. 硝酸甘油
E. 卡托普利

71. 既能扩张动脉,又能扩张静脉的药物是
72. 主要扩张静脉的药物是

（73~74题共用备选答案）
A. 眩晕,头重如蒙
B. 眩晕,动则加剧
C. 眩晕耳鸣,头痛且胀
D. 眩晕而见精神委靡
E. 眩晕头痛

73. 痰湿内盛型眩晕的特点是
74. 肝阳上亢型眩晕的特点是

（75~76题共用备选答案）
A. 黏液血便
B. 大便的次数和便血程度
C. 腹痛程度
D. 腹胀
E. 肠外表现

75. 溃疡性结肠炎活动期的重要表现是
76. 反映溃疡性结肠炎病情轻重的是

（77~78题共用备选答案）
A. 无比山药丸
B. 八正散
C. 异功散
D. 金匮肾气丸
E. 知柏地黄丸

77. 治疗尿路感染脾肾亏虚,湿热屡犯证,应首选的方剂是
78. 治疗尿路感染肾阴不足,湿热留恋证,应首选的方剂是

（79~80题共用备选答案）
A. 归脾汤
B. 八珍汤
C. 犀角地黄汤
D. 清瘟败毒饮
E. 补中益气汤

79. 治疗血热妄行ITP的首选方剂是
80. 治疗气不摄血ITP的首选方剂是

（81~82题共用备选答案）
A. 水过多
B. 水中毒
C. 假性高血钾
D. 非挥发性酸
E. 假性低钠血症

81. 水在体内过多潴留,称
82. 过多的水进入细胞内,称

（83~84题共用备选答案）
A. 失水
B. 高渗性失水
C. 低渗性失水
D. 等渗性失水
E. 水中毒

83. 水和电解质以正常比例丢失,称
84. 电解质丢失多于水的丢失,称

（85~86题共用备选答案）
A. 8.5mmol/L
B. 8.5~12mmol/L

C. 12.8~21mmol/L
D. 19~20mmol/L
E. 10~13mmol/L

85. 轻度等渗性及低渗性失水,每千克体重缺钠为
86. 中度等渗性及低渗性失水,每千克体重缺钠为

(87~88题共用备选答案)
A. 尿糖测定
B. 血葡萄糖测定
C. 葡萄糖耐量试验
D. 糖化血红蛋白A1和糖化血浆白蛋白测定
E. 浆胰岛素C-肽测定

87. 测定B细胞功能的检查是
88. 能反映糖尿病患者几周来血糖总水平的检查是

(89~90题共用备选答案)
A. AD
B. VD
C. BD
D. PD
E. ED

89. 帕金森病简称
90. 阿尔茨海默病简称

(91~92题共用备选答案)
A. 额叶出血
B. 顶叶出血
C. 颞叶出血
D. 枕叶出血
E. 脑桥出血

91. 以前额痛、呕吐、痫性发作为主要表现的脑出血疾病是
92. 以对侧同向性偏盲、有黄斑回避现象为主要表现的脑出血疾病是

(93~94题共用备选答案)
A. 动脉硬化
B. 风湿性心脏病
C. 高血压
D. 左房室瓣关闭不全
E. 动脉瘤

93. 脑栓塞的常见病因是
94. 蛛网膜下腔出血的常见病因是

(95~96题共用备选答案)
A. 局灶性癫痫
B. 梅尼埃病
C. 心脏疾病
D. 发作性睡病
E. 颅内肿瘤

95. 常表现为持续数秒至数分钟的肢体抽搐,从躯体的一处开始向周围扩散的疾病是
96. 以发作性眩晕、恶心、呕吐为主要表现,每次发作持续时间往往超过24小时的疾病是

(97~98题共用备选答案)
A. 桂枝芍药知母汤
B. 丁氏清络饮加减
C. 四妙丸
D. 身痛逐瘀汤
E. 指迷茯苓丸

97. 治疗类风湿关节炎寒热错杂证,应首选的方剂是
98. 治疗类风湿关节炎阴虚内热证,应首选的方剂是

(99~100题共用备选答案)
A. 生脉散合参附汤
B. 半夏白术天麻汤
C. 补阳还五汤
D. 涤痰汤
E. 天麻钩藤饮

99. 急性一氧化碳中毒之痰浊阻滞证,其治疗首选方剂是

100. 急性一氧化碳中毒之肝风痰浊证,其治疗首选方剂是

一、A型题（单句型最佳选择题）

答题说明

以下每一道考题下面有 A、B、C、D、E 五个备选答案。请从中选择一个最佳答案。

1. 患者,男性,54岁。2月前,其发现左肩胛骨及左上肢内侧疼痛,逐渐加重,伴有低热,2年前胸部X线检查正常。查体:左眼睑下垂,瞳孔缩小,眼球内陷。X线显示左前第2肋以上至肺尖部有高密度阴影。现症见:咳嗽不畅,咳痰不爽,胸胁胀痛,面青唇暗,大便秘结,舌质暗紫、有瘀斑,脉弦。其病证结合诊断是
   A. 肺门淋巴结结核,气滞血瘀型
   B. 急性粟粒型肺结核,气滞血瘀型
   C. 支原体肺炎,气滞血瘀型
   D. 支气管肺癌,气滞血瘀型
   E. 慢性纤维空洞型肺结核,气滞血瘀型

2. 患者,女,24岁。发热1月,心悸,咳嗽,咳痰。体检:主动脉瓣可闻及舒张期泼水样杂音,肝下界位于肋下2指处,脾下界位于肋下1指,血红蛋白80g/L,尿红细胞(+)。入院后最重要的检查是
   A. 血沉及抗"O"
   B. 胸部X线检查
   C. 中段尿培养
   D. 心脏超声
   E. 血培养

3. 患者,女,35岁。发热,咳嗽,流涕,2周后热退,又出现胸闷心悸,气短乏力,失眠多梦,自汗,舌质红苔薄,脉细数无力。查体:心率120次/分,心律不齐,偶闻期前收缩。心电图:低电压,T波低平。其中医治法应首选
   A. 清热解毒,宁心安神
   B. 解毒化湿,宁心安神
   C. 滋阴清热,养心安神
   D. 益气养阴,宁心安神
   E. 益气温阳,滋阴通脉

4. 患者,男性,56岁。其心悸反复发作1年,黑蒙加重5天,3天前曾有1次晕厥,行心电图检查,结果正常。为进一步明确病因,首选的检查是
   A. 脑CT
   B. 心脏电生理检查
   C. 运动平板试验
   D. 超声心动图
   E. 24小时动态心电图

5. 患者,女性,80岁。既往有心衰病史。现症见神志恍惚,面色苍白,四肢厥冷,大汗淋漓,舌质淡,脉微欲绝。其中医证型为
   A. 元阳暴脱证
   B. 心阳不振证
   C. 心肾阳虚证
   D. 气阴两脱证
   E. 痰蒙神窍证

6. 患者,30岁。平时体健,突发心悸不适,行心电图检查提示R-R间期绝对不等,心率130次/分。其首先考虑为
   A. 心房扑动
   B. 阵发性室上速
   C. 心房颤动
   D. 阵发性心动过速
   E. 室性心动过速

7. 患者,72岁。心力衰竭,窦性心律,心率98次/分,应用洋地黄治疗时出现心动过缓,54次/分,心律齐。首先应给予的处理是
   A. 停用洋地黄制剂,加钾盐
   B. 停用洋地黄制剂,加用苯妥英钠
   C. 停用洋地黄制剂,加用阿托品
   D. 继续应用洋地黄治疗

E. 停用洋地黄制剂,观察

8. 患者,男性,70岁。其素体肥胖,症见昏聩不语,气促,喉间痰鸣,口唇暗红,舌质暗苔厚腻。首选的方剂是
   A. 菖蒲郁金汤加减
   B. 独参汤加减
   C. 四味回阳饮加减
   D. 生脉散加减
   E. 炙甘草汤加减

9. 患者,男,64岁。主因急性心梗住院治疗。入院后3天,患者心尖部出现3/6收缩期杂音,心力衰竭加重,使用纠正心衰的药物效果很差,最终死亡。最可能的诊断为心肌梗死并发
   A. 室间隔穿孔
   B. 急性肺心病
   C. 梗死后综合征
   D. 乳头肌或腱索断裂
   E. 心室游离壁破裂

10. 患者,男,30岁。近1周其连续饮酒赴宴,今日晚餐后2小时突起持续性上腹痛,拒按,恶心,呕吐,口干苦。检查:体温38℃,脉搏105次/分,血压110/70mmHg,腹部出现压痛及反跳痛,舌淡红苔白,脉弦细。血淀粉酶700U/L(苏氏法)。其病证结合诊断是
    A. 急性胰腺炎,肝胆湿热证
    B. 急性胰腺炎,肠胃热结证
    C. 急性胰腺炎,肝郁气滞证
    D. 急性胆囊炎,热毒炽盛证
    E. 急性胆囊炎,肝肾阴虚证

11. 患者,男性,28岁。头晕乏力1年半,皮肤散在出血点。血红蛋白65g/L,红细胞2×10^{12}/L,白细胞1.8×10^9/L,淋巴细胞80%,中性粒细胞20%;骨髓增生低下。其诊断是
    A. 骨髓纤维化
    B. 慢性再生障碍性贫血
    C. 急性再生障碍性贫血
    D. 脾功能亢进
    E. 白血病

12. 患者,女性,44岁。近3月来,其觉头晕,心慌,气短,伴疲乏无力,逐日加重,无偏食。1年前,其因溃疡病行胃次全切除术。今查血红蛋白50g/L,红细胞3.0×10^9/L,网织红细胞0.005。诊断为缺铁性贫血。其最有可能的病因是
    A. 铁摄入不足
    B. 铁需要量增加
    C. 慢性失血
    D. 铁吸收不良
    E. 铁利用障碍

13. 患者,女性,55岁。主因子宫癌入院,准备进行全子宫切除。患者曾有输血并出现过敏反应的病史。现查血常规:血红蛋白100g/L,血小板100×10^9/L。如准备术中用血,最宜选用
    A. 新鲜全血
    B. 浓缩红细胞
    C. 红细胞悬液
    D. 洗涤红细胞
    E. 红细胞悬液和血浆

14. 患者,男性,29岁。低热,排酱油色尿2月。体检示巩膜黄染,贫血面容,肝脾不大。血红蛋白73g/L,血小板100×10^9/L,白细胞4.4×10^9/L,网织红细胞计数0.15,尿隐血阴性。最可能的诊断是
    A. 急性早幼粒细胞白血病伴DIC
    B. 急性红白血病
    C. 阵发性睡眠性血红蛋白尿
    D. 缺铁性贫血

E. 慢性感染性贫血

15. 患者,男性,70岁。输血后30分钟突发呼吸急促,发绀,咳吐血性泡沫痰,颈静脉怒张,肺内可闻及大量湿啰音。心率130次/分。其诊断是
   A. 心功能衰竭
   B. 溶血反应
   C. 过敏反应
   D. 细菌污染反应
   E. 输血反应

16. 患者,女,40岁。其反复皮肤瘀点、瘀斑7年,患系统性红斑狼疮9年。查血小板 $40×10^9/L$,凝血时间正常,血小板生存时间测定缩短;骨髓象示增生活跃。该患者不可能出现的检查结果是
   A. PAIg 阳性
   B. PAC 阳性
   C. 颗粒型巨核细胞增多
   D. 幼稚巨核细胞增多
   E. 骨髓巨核细胞数量减少

17. 患者,55岁。其患溶血性贫血3年。近日身目俱黄,黄色晦暗如烟熏,畏寒肢冷,纳少脘闷,大便不实,口淡不渴,舌质淡边有齿痕,脉细弱。其中医治法是
   A. 清热利湿,佐以通便
   B. 利湿化浊,佐以清热
   C. 健脾和胃,温化寒湿
   D. 补益脾肾,祛湿退黄
   E. 清热利湿,补益气血

18. 患者,男,12岁。高热4天,现症见口渴严重,声音嘶哑,咽下困难,心率增快,出汗减少,皮肤干燥,弹性下降,烦躁。实验室检查血钠140mmol/L,血浆渗透压340mOsm/(kg·H₂O)。应考虑的失水性质及程度是
   A. 高渗性轻度失水

B. 高渗性中度失水
C. 等渗性失水
D. 低渗性轻度失水
E. 低渗性中度失水

19. 患者,女性,68岁。3年前,其因急性下侧壁心肌梗死接受PTCA治疗。患者左心功能正常,无高血压及糖尿病史。其血液生化检查结果如下:TC 5.33mmol/L,TG 1.40mmol/L,LDL 3.12mmol/L,HDL 0.98mmol/L,空腹血糖5.20mmol/L。以下处理方法不适用于该患者的是
   A. 辛伐他汀10mg,睡前服
   B. 口服阿司匹林肠溶片每日75mg
   C. 口服雌激素替代治疗
   D. 口服吉非贝齐,每次0.3g,每日3次
   E. 口服烟酸类降脂药物,每次1g,每日2次

20. 患者,女性,50岁。身高154cm,体重62kg。主因外阴瘙痒就诊,查血糖13mmol/L,尿糖(++),血象未见异常。该患者治疗宜
   A. 控制饮食
   B. 控制饮食,加服格列齐特
   C. 控制饮食,加服格列喹酮
   D. 控制饮食,加服二甲双胍
   E. 控制饮食,加服胰岛素

21. 患者,女性,60岁。其有糖尿病病史半年,口服降糖药治疗1个月,血糖控制欠佳,改用胰岛素治疗1天,血糖控制可,但见视力模糊。考虑及处理为
   A. 糖尿病视网膜病变;加用改善微血管病变的治疗
   B. 糖尿病视网膜病变;强化胰岛素治疗使血糖达标
   C. 胰岛素的副作用;继续原治疗方案可自然恢复
   D. 胰岛素过敏;立即停用胰岛素

E. 胰岛素过量,出现低血糖反应;胰岛素减量

22. 糖尿病患者,65岁,昏迷1天入院。血压80/50mmHg,血糖16mmol/L,血钠155mmol/L,尿糖(++++),酮体(+++)。治疗方案是
   A. 应用小剂量胰岛素及低渗盐水静脉滴注
   B. 应用小剂量胰岛素及等渗盐水静脉滴注
   C. 应用大剂量胰岛素及等渗盐水静脉滴注
   D. 应用氢氯噻嗪排钠
   E. 快速补碱

23. 张某,女,69岁。诊断为脑血栓形成,现症见突然昏仆,不省人事,牙关紧闭,口噤不开,四肢欠温,舌淡苔白腻,脉沉。其中医治法是
   A. 通腑泄热,化痰理气
   B. 清热化痰,醒神开窍
   C. 辛温开窍,豁痰息风
   D. 清热泻火,通络化痰
   E. 活血通络,化痰开窍

24. 患者,男,60岁。既往有高脂血症病史10年。症见突发眩晕、呕吐,共济失调,继而昏迷,高热。查体示眼球固定,瞳孔缩小。其可能的诊断是
   A. 大脑中动脉闭塞
   B. 大脑后动脉闭塞
   C. 椎-基底动脉闭塞
   D. 大脑前动脉闭塞
   E. 小脑后动脉闭塞

25. 患者,女,30岁。胸闷胸痛,心悸怔忡,时有微热,咽干口渴,烦热不安,肌肤可见红斑皮疹,舌红苔厚腻,脉滑数,偶有结代。其中医证型是
   A. 瘀热痹阻证
   B. 气血两亏证
   C. 阴虚内热证

D. 瘀热伤肝证
E. 热郁积饮证

26. 患者,女,60岁。主因咳嗽伴咳大量铁锈色痰入院,入院后经抗感染、止咳化痰等治疗症状无明显好转。近日病情突然加重。现症见喘促气急,张口抬肩,不能平卧,高热烦渴,面唇发绀,舌红绛苔薄白,脉洪数。其中医证型是
   A. 痰热阻肺证
   B. 气阴两虚证
   C. 心肾阳虚证
   D. 热毒袭肺证
   E. 外感风热证

27. 患者低热,关节灼热疼痛,形寒肢凉,阴雨天疼痛加重,得温则舒,舌质红苔白,脉弦细或数。其中医证型是
   A. 湿热痹阻证
   B. 寒热错杂证
   C. 阴虚内热证
   D. 脾胃虚弱证
   E. 肝肾不足证

28. 患者,女,24岁。发现尿蛋白3年,曾有双膝关节、双腕关节等大关节疼痛病史。目前为了进一步明确诊断,最需要做的检查是
   A. 肾功能检查
   B. 抗"O"检查
   C. 类风湿因子检查
   D. 血沉检查
   E. 抗核抗体谱检查

29. 患者,女,23岁。其面部出现蝶形红斑,高热,不恶寒,满面红赤,皮肤红斑鲜红,咽干,口渴喜冷饮,尿赤而少,关节疼痛,舌红绛苔黄,脉滑数。其中医治法是
   A. 清心开窍,解毒化瘀

B. 清热祛风,通络止痛
C. 清热凉血,活血散瘀
D. 养阴清热,活血化瘀
E. 清热解毒,凉血化斑

30. 患者,女,55岁。形体消瘦,关节变形,肌肉萎缩,筋脉拘急,腰膝酸软无力,眩晕,心悸气短,指甲淡白,舌淡苔薄,脉细弱。诊断为类风湿关节炎。治疗首选的方剂是
   A. 独活寄生汤
   B. 四妙丸
   C. 羌活胜湿汤
   D. 川芎茶调散
   E. 防风通圣散

31. 患者,女性,24岁。其因羊水栓塞致急性呼吸窘迫综合征,行机械通气治疗,血压不稳定,尿少。当 FiO_2 为 80% 时 PaO_2 为 80mmHg。为进一步改善肺部气体交换,拟增加PEEP,但又担心加重循环负担、影响心输出量,因此,需要行血流动力学监测。应选择下列哪种方法最有价值
   A. 中心静脉压测定
   B. 核素技术
   C. 心脏超声技术
   D. 重复呼吸法心输出量测定
   E. 飘浮导管检测心输出量

32. 患者,女性,43岁。主因上腹疼痛,恶心、呕吐1天半就诊。诊断为急性坏死性胰腺炎。急诊手术后出现进行性呼吸困难和顽固的低氧血症,采用面罩吸氧,氧流量为8L/分, PaO_2 48mmHg。抢救应首先采用
   A. 人工膜肺
   B. 高压氧舱
   C. 高频通气
   D. 机械通气,应用PEEP
   E. 机械通气,应用反比呼吸

33. 患者,女,28岁。尿频、尿急、尿痛3天,现小便频数,灼热刺痛,色黄赤,小腹拘急胀痛,腰痛拒按,恶寒发热,口苦,大便秘结,舌质红苔薄黄腻,脉滑数。治疗首选的方剂是
   A. 龙胆泻肝汤
   B. 八正散
   C. 石韦散
   D. 导赤散
   E. 小蓟饮子

34. 患者,女,29岁。劳累时心悸、胸骨后疼痛1年。查体可闻及主动脉瓣区收缩期粗糙的喷射性杂音,主动脉瓣区第2心音减弱。X线检查示:左室扩大和升主动脉扩张。应首先考虑的诊断是
   A. 冠心病心绞痛
   B. 非梗阻性肥厚型心肌病
   C. 主动脉瓣狭窄
   D. 主动脉瓣关闭不全
   E. 高血压性心脏病

35. 患者,男,因头痛、抽搐、昏迷送来急诊。实验室检查:空腹血糖5.4mmol/L,血浆渗透压350mOsm/(kg·H_2O),血钠158mmol/L。心电图、脑电图、CT未见异常。应考虑的诊断是
   A. 水中毒
   B. 低钠血症
   C. 高钾血症
   D. 低钾血症
   E. 高钠血症

36. 患者,男,30岁。其发热,咳嗽2周,现已热退,但见胸闷心悸、口干心烦、失眠多梦、手足心热等症。查体:心率110次/分,律不齐,舌红少苔,脉细数。心电图:低电压,T波低平,频发室性早搏。其治疗首选的方剂是

A. 银翘散
B. 葛根芩连汤
C. 天王补心丹
D. 炙甘草汤合生脉散
E. 参附养荣汤

剂是
A. 六君子汤
B. 当归活血汤
C. 归脾汤
D. 补中益气汤
E. 人参养荣汤

37. 患者,男,36岁。其服吲哚美辛数片后觉上腹痛,今晨呕咖啡样胃内容物400mL。既往无胃病史。首选的检查是
A. 血清胃泌素测定
B. B型超声检查
C. X线胃肠钡餐检查
D. 急诊胃镜检查
E. 胃液分析

38. 患者,61岁。既往有冠心病病史5年。3天前,该患者发生急性心肌梗死,现双肺可闻及大量细湿啰音。可以使用的药物不包括
A. 呋塞米
B. 卡托普利
C. 美托洛尔
D. 毛花苷C
E. 硝酸甘油

39. 系统性红斑狼疮患者,症见手足瘀点累累,斑疹斑块暗红,两手白紫相继,两腿青斑如网,脱发,口糜,月经愆期,烦躁多怒,舌光红剥苔薄,脉涩数。中医治法为
A. 疏肝清热,凉血活血
B. 理气消积,凉血活血
C. 化痰除痞,理气消积
D. 清热凉血,活血散瘀
E. 疏肝理气,健脾燥湿

40. 患者,男,36岁。其患特发性血小板减少性紫癜,皮肤色暗,紫癜散在出现,时起时消,反复发作,过劳则加重,食欲不振,面色萎黄,舌质淡苔白,脉弱。治疗首选的方

41. 李某,女,28岁。既往有精神分裂症病史。因怀疑有人谋害她,自服敌敌畏15mL,家人发现后急送医院。如果是敌敌畏中毒,下列体征不应该出现的是
A. 流涎、多汗等腺体分泌亢进表现
B. 瞳孔缩小,肺部湿啰音
C. 面部肌肉抽动
D. 口眼㖞斜
E. 心律失常

42. 患者,男,65岁。其患慢性肺源性心脏病20年。现症见呼吸浅短难续,声低气怯,倚息不能平卧,咳嗽,痰白清稀如沫,胸闷,心慌形寒,汗出,舌淡,脉沉细微无力。其中医治法是
A. 健脾益肺,化痰降气
B. 清肺化痰,降逆平喘
C. 补肺纳肾,降气平喘
D. 益气活血,止咳化痰
E. 宣肺化痰,降逆止咳

43. 肾病综合征患者症见浮肿明显,肌肤绷急,腹大胀满,胸闷烦热,口苦,口干,大便干结,小便短赤,舌红苔黄腻,脉沉数。其中医治法是
A. 散风清热,宣肺行水
B. 疏风散寒,宣肺行水
C. 清热利湿,利水消肿
D. 清热解毒,利湿消肿
E. 健脾化湿,通阳利水

44. 患者,男,52岁。右上腹疼痛2个月右,右胁胀满,面色萎黄不荣,口苦咽干,小便黄赤,大便干黑,舌暗有瘀斑苔薄白,脉弦涩。甲胎蛋白510μg/L。B超示右肝占位性病变,直径5cm。其中医证型是
A. 热毒伤阴证
B. 湿热瘀毒证
C. 气滞血瘀证
D. 水湿内停证
E. 肝脾瘀血证

45. 患者,女,58岁。诊断为脑出血。现症见:半身不遂,舌强,言语不利,口眼㖞斜,偏身麻木,口黏痰多,腹胀便秘,头晕目眩,舌红苔黄腻,脉弦滑。其中医治疗首选方剂是
A. 天麻钩藤饮
B. 真方白丸子
C. 星蒌承气汤
D. 镇肝熄风汤
E. 血府逐瘀汤

46. 癫痫患者,发则突然跌仆,神志不清,抽搐吐涎,双目发呆,茫然若有所失,谈话中断,持物落地,舌质红苔白腻,脉弦滑。治疗首选的方剂是
A. 醒脾汤
B. 黄连温胆汤
C. 龙胆泻肝汤合涤痰汤
D. 左归丸
E. 定痫丸

47. 类风湿关节炎缓解期患者,伴见脉管炎,皮肤灼热,口渴欲饮,舌质红苔薄黄,脉滑数。为加强清热解毒作用,应辨证使用身痛逐瘀汤加用下列方剂中的

A. 四妙勇安汤
B. 白虎汤
C. 桂枝芍药知母汤
D. 四妙散
E. 三仁汤

48. 患者,女,33岁。其患系统性红斑狼疮5年,一直服用药物治疗。最近,患者诉视力下降,可能因为服用了
A. 阿司匹林
B. 吲哚美辛
C. 抗疟药
D. 布洛芬
E. 地塞米松

49. 患者,女,78岁。诊断为帕金森病。现症见肢体震颤,程度较重,颈项僵直,气短乏力,头晕眼花,自汗,口角流涎,舌胖,有齿痕,舌质暗淡,苔薄白,脉细无力。其中医辨证是
A. 气血两虚证
B. 肝肾阴虚证
C. 风痰阻络证
D. 血瘀动风证
E. 阴阳两虚证

50. 患者,女,患系统性红斑狼疮3年,近1周病情加重,出现面部浮肿,全身灼热,肢厥,神昏谵语,痰壅气粗,舌蹇,舌绛,脉细数。辨证为
A. 气血两亏证
B. 气虚水停证
C. 痰瘀互阻证
D. 风痰阻络证
E. 脑虚瘀热证

二、A3/A4 型题

答题说明

以下提供若干个案例,每个案例下设若干考题。请根据各考题题干所提供的信息,在每题下面的 A、B、C、D、E 五个备选答案中选择一个最佳答案。

(51~53 题共用题干)

患者,男性,63 岁。心悸乏力,气短,偶有晕厥,伴有汗出倦怠,面色苍白,形寒肢冷,舌质淡苔白,脉沉迟。心电图显示:窦性 P 波,P-P 间期规则,P 波与 QRS 波无关系,P 波频率 88 次/分,QRS 波 40 次/分。

51. 其最可能的诊断是
   A. 病窦综合征
   B. Ⅲ度房室传导阻滞
   C. Ⅱ度Ⅰ型房室传导阻滞
   D. 窦房传导阻滞
   E. 窦性停搏

52. 其中医治法是
   A. 温补心阳,通脉定悸
   B. 温补心肾,温阳利水
   C. 益气养阴,养心通脉
   D. 理气化痰,宁心通脉
   E. 活血化瘀,理气通络

53. 西医治疗最为恰当的是
   A. 静点异丙肾上腺素
   B. 静推阿托品
   C. 植入人工心脏起搏器
   D. 氢化可的松静点
   E. 硝酸甘油静点

(54~56 题共用题干)

王某,男性,70 岁。其患高血压病 30 余年,未系统诊治,近几日患者心悸,气短,倦怠乏力,面色苍白,动辄汗出,头晕,面颧暗红,夜寐不安,口干,舌质红苔薄白,脉细数无力。

54. 其最可能的诊断是
   A. 急性心力衰竭
   B. 慢性心力衰竭
   C. 肺心病
   D. 扩张型心肌病
   E. 急性前壁心肌梗死

55. 其中医证型是
   A. 阳虚喘脱证
   B. 饮凌心肺证
   C. 痰浊壅肺证
   D. 气阴亏虚证
   E. 心肺气虚证

56. 首选方剂为
   A. 三子养亲汤合真武汤加减
   B. 参附龙牡汤加味
   C. 生脉散合酸枣仁汤加味
   D. 人参养荣汤合桃红四物汤加减
   E. 真武汤加减

(57~61 题共用题干)

患者,女性,40 岁。诉发作性心悸 1 年,近 2 个月来发作次数频繁,胸闷烦躁,失眠多梦,口干口苦,大便秘结,舌质红舌苔黄腻,脉弦滑。今日患者突发心悸来院就诊。血压 90/60mmHg。心电图:心率为 160 次/分,QRS 波规则,逆行 P 波出现在 QRS 波之后。

57. 其最有可能的诊断为
   A. 心房扑动
   B. 快速房颤
   C. 室上性心动过速
   D. 室性心动过速
   E. 窦性心动过速

58. 其中医证型是
   A. 心神不宁证
   B. 痰火扰心证
   C. 心脉瘀阻证
   D. 气阴两虚证
   E. 心阳不振证

59. 其中医治法是
   A. 清热化痰,宁心安神
   B. 活血化瘀,理气通络
   C. 温补心阳,安神定悸
   D. 滋阴清火,养心安神
   E. 补血养心,益气安神

60. 患者入院后出现神志恍惚,气粗息涌,喉间痰鸣,口唇、舌质暗苔厚腻,脉沉实。其中医治法是
   A. 益气救阴
   B. 豁痰开窍醒神
   C. 回阳固脱
   D. 活血化瘀
   E. 温补心肾

61. 若患者住院期间,心悸反复发作,发作时间延长,血压明显降低,药物治疗无效,处理最为理想的是
   A. 安装抗过速起搏器
   B. 射频消融治疗
   C. 手术切割治疗
   D. 行换瓣手术
   E. 行球囊扩张治疗

(62~63题共用题干)

患者,女性,32岁。既往有1型糖尿病病史15年。1年来,间断眼睑及双下肢水肿,血压160/90mmHg,尿蛋白(+),尿糖(++)。

62. 患者最可能诊断为
   A. 慢性肾小球肾炎
   B. 肾动脉硬化
   C. 慢性肾盂肾炎
   D. 狼疮性肾炎
   E. 糖尿病肾病

63. 该患者尿白蛋白排泄率为190μg/min。下列说法正确的是
   A. 患者为糖尿病早期肾病
   B. 患者为糖尿病肾病
   C. 患者24小时尿白蛋白可能大于300mg
   D. 患者24小时尿蛋白可能大于0.5g

E. 患者肾小球滤过率下降

(64~66题共用题干)

患者,男性,67岁,身高170cm,体重70kg。既往有糖尿病病史3年。患者采用饮食控制结合口服格列本脲治疗,血糖控制可。近1个月来血糖控制欠佳,空腹血糖5.9mmol/L,餐后血糖16mmol/L。

64. 最可能的原因是
   A. 平时未用双胍类药物治疗
   B. 平时未用磺脲类降糖药物治疗
   C. 平时未用胰岛素治疗
   D. 磺脲类药物继发性治疗失效
   E. 磺脲类药物原发性治疗失效

65. 应该采用的措施是
   A. 改用双胍类药物治疗
   B. 改用饮食控制
   C. 改用胰岛素治疗
   D. 改用噻唑烷二酮类药物治疗
   E. 改用葡萄糖苷酶抑制剂治疗

66. 如尿蛋白(++),血清肌酐146μmol/L,则不应选择
   A. 双胍类药物
   B. 非磺脲类促泌剂
   C. 胰岛素
   D. 噻唑烷二酮类
   E. 葡萄糖苷酶抑制剂

(67~69题共用题干)

患者,女性,71岁。既往有糖尿病病史5年。咳嗽、多痰伴发热1周,嗜睡2日,昏迷5小时入院。体检示中度昏迷,皮肤干燥,呼吸24次/分,双肺可闻及湿啰音,心率120次/分。

67. 为明确诊断,此时应做何种检查
   A. 心电图
   B. 电解质检查
   C. 糖化血红蛋白
   D. 血脂全套检查
   E. 血糖、酮体检查

68. 如果此时患者血糖31.2mmol/L；尿酮（++），pH值为7.1；尿素氮25mmol/L，血肌酐204μmol/L；白细胞12×10⁹/L，中性粒细胞90%。以下哪项为最佳治疗选择
    A. 补液加小剂量胰岛素静滴
    B. 立即补充各种电解质
    C. 立即补充5%碳酸氢钠
    D. 补液加皮下注射胰岛素40U
    E. 在胰岛素溶液中加入抗生素

69. 抢救过程中对饮食的管理哪项是正确的
    A. 坚持糖尿病饮食
    B. 经胃管间断流质灌胃
    C. 因病人昏迷可不考虑饮食问题
    D. 计算全天热量，分别在补液及胃管途径补充
    E. 静脉营养

(70~71题共用题干)

患者，男性，65岁。高热3天，昏迷1天。尿酮体（-）；血糖38mmol/L，血钠155mmol/L，血浆渗透压340mOms/（kg·H₂O），尿素氮13.5mmol/L。

70. 最可能的诊断为
    A. 酮症酸中毒昏迷
    B. 高渗性非酮症昏迷
    C. 乳酸酸中毒
    D. 脑梗死
    E. 低血糖昏迷

71. 针对此患者，以下治疗原则正确的是
    A. 积极补液，以补充大量低渗液为主，纠正脱水
    B. 及时使用胰岛素，至血糖降至13.9mmol/L，改输5%葡萄糖、胰岛素
    C. 积极补碱，尽快纠正酸中毒
    D. 严密观察血钠，防治高血钠
    E. 查找感染灶，并积极治疗

(72~76题共用题干)

患者，女性，56岁。其无明显诱因消瘦3个月余。1个月前，患者出现腹泻，每日3~4次，无明显腹痛，抗感染治疗无效。近1周，其极度乏力、懒言，不能站立，吞咽呛咳。体检：呈恶病质，体温37.8℃，表情淡漠，语音低微，皮肤略潮湿，无突眼；甲状腺Ⅰ度肿大，未及结节，杂音（-）；心率124次/分，律齐；双手细微震颤（±）；全身肌萎缩明显，肌力2~3级。

72. 为明确诊断，首选的检查是
    A. 胸片、腹部B超
    B. 急诊胃镜
    C. 大便培养及血培养
    D. 骨穿
    E. T₃、T₄、FT₃、FT₄、TSH测定

73. 下列情况最有可能出现的是
    A. 低钠、低钾血症
    B. ALT升高
    C. 低蛋白血症
    D. 尿酮体（+）
    E. FT₃、FT₄升高，TSH降低

74. 此时最可能的诊断是
    A. 重度淡漠型甲状腺功能亢进伴甲状腺毒性肌病
    B. 格雷夫斯病
    C. 恶性肿瘤晚期
    D. 吉兰-巴雷综合征
    E. 垂体性甲状腺功能亢进

75. 下列体征对诊断最有意义的是
    A. 双眼裂增宽
    B. 双手震颤
    C. 心动过速
    D. 体温37.5℃
    E. 甲状腺肿大Ⅱ度，双上极可闻及血管杂音

76. 规则服用甲巯咪唑治疗1年半，症状控制尚佳，准备停药。停药前必须做的检查是
    A. TC、Ab、TPOAb测定
    B. 甲状腺吸碘率测定
    C. FT₃、FT₄、TSH测定
    D. T₃抑制试验

E. TRH 兴奋试验加 TSH 受体抗体的测定

(77~79题共用题干)

患者,女性,26岁,孕2月。近1个月来,其出现心悸、恶热、多汗等症,焦躁易怒,疲乏无力,多食善饥,体重下降,两眼炯炯有神、瞬目减少。查示甲状腺Ⅱ度肿大,质软、无压痛,未闻及血管杂音,心率105次/分,肺、腹无异常。

77. 如病人要求手术治疗,应用的方案是
   A. 先用 PTU 控制病情至症状控制,心率<80次/分,FT_3、FT_4 正常,于妊娠4~6月手术
   B. 先用 PTU 控制病情至症状控制,心率<100次/分,FT_3、FT_4 正常,于妊娠3~6月手术
   C. 先用 MTU 控制病情至症状控制,心率<100次/分,FT_3、FT_4 正常,于妊娠4~8月手术
   D. 先用他巴唑控制病情至症状控制,心率<100次/分,FT_3、FT_4 正常,于妊娠2~6月手术
   E. 先用他巴唑控制病情至症状控制,心率<100次/分,FT_3、FT_4 正常,于妊娠4~8月手术

78. 该患者治疗时应注意
   A. 应用抗甲状腺药物剂量及甲状腺功能维持与正常人相似,可使用小剂量心得安类药物,但产后不宜哺乳
   B. 应用抗甲状腺药物剂量及甲状腺功能维持与正常人相似,避免使用镇静类药物及产后哺乳
   C. 应用抗甲状腺药物剂量应大,可与甲状腺制剂合用避免发生甲低,可使用心得安类药物,产后不宜哺乳
   D. 应用抗甲状腺药物剂量可稍小,使甲状腺功能维持在稍高于正常的水平,可避免使用心得安类药物,产后不宜哺乳
   E. 应用抗甲状腺药物剂量可稍大,使甲状腺功能维持在稍低于正常水平,避免应用心得安类药物,产后不宜哺乳

79. 该患者忌用的治疗是
   A. ATD 治疗
   B. β受体阻滞剂治疗
   C. RAI 治疗
   D. L-T4 治疗
   E. 以上都对

(80~84题共用题干)

患者,女,78岁。其于10小时前自觉左手不能持物,伴左下肢不能行走,5小时前好转。现症见左侧肢体无力,气短声低,舌质暗淡有瘀点苔白,脉沉细无力。

80. 其病证结合的诊断是
   A. 脑血栓形成,痰瘀互结证
   B. 脑梗死,痰瘀互结证
   C. 短暂性脑缺血发作,气虚血瘀证
   D. 脑出血,气虚血瘀证
   E. 蛛网膜下腔出血,气虚血瘀证

81. 其中医治法是
   A. 补气养血,活血通络
   B. 补益心脾,养血通络
   C. 补益肝脾,养血通络
   D. 补益心脾,活血通络
   E. 补肝益肾,活血通络

82. 其首选治疗方剂是
   A. 血府逐瘀汤
   B. 少腹逐瘀汤
   C. 膈下逐瘀汤
   D. 补阳还五汤
   E. 桃红四物汤

83. 若患者出现上肢不遂加重,则应加的中药是
   A. 桂枝、白术
   B. 桂枝、羌活
   C. 桂枝、桑枝
   D. 桂枝、茯苓
   E. 秦艽、独活

84. 若患者出现下肢不遂,则应加的中药是
   A. 续断、牛膝
   B. 独活、羌活
   C. 牛膝、独活
   D. 续断、杜仲
   E. 牛膝、羌活

(85~89题共用题干)

患者,男性,77岁。其反复咳嗽咳痰伴喘息20余年。近6年来,患者活动后气短,并间断有少尿、双下肢水肿。1周前其感冒后气短、咳嗽加重,痰多不易咳出,伴发热,体温达38℃。2天来,家人发现其精神委靡,急送医院。查体:嗜睡,唤之可睁眼,并能简单作答,呼吸频率25次/分,血压160/95mmHg,心率115次/分,口唇发绀,颈静脉怒张,双肺可闻及散在干、湿啰音。吸氧前采动脉血气分析示pH值7.29,$PaCO_2$ 80mmHg,PaO_2 46mmHg。

85. 患者氧疗应选择
   A. 面罩吸氧
   B. 低流量持续吸氧
   C. 间断吸入高浓度氧
   D. 高压氧舱
   E. 氧浓度以将 PaO_2 提高至 60mmHg 以上为宜

86. 患者最主要的治疗措施为
   A. 降血压,营养脑细胞
   B. 控制心率,防治心律失常
   C. 强心利尿,减轻心脏负荷
   D. 控制感染,改善通气
   E. 止咳化痰

87. 该患者首选以下哪种抗生素
   A. 头孢硫脒
   B. 美洛西林/舒巴坦
   C. 头孢呋辛
   D. 环丙沙星
   E. 头孢哌酮/舒巴坦

88. 经过上述治疗,患者病情仍在加重,昏迷,PaO_2 升至 60mmHg,$PaCO_2$ 升至 95mmHg。下一步的处理应为
   A. 大量激素冲击
   B. 应用呼吸兴奋剂
   C. 应用脱水剂,减轻脑水肿
   D. 无创呼吸机辅助通气
   E. 气管插管机械通气

89. 3小时后,患者神志转清,$PaCO_2$ 由95mmHg 降至 40mmHg。需要对呼吸机哪项参数进行调整
   A. FiO_2(吸入氧浓度)
   B. PEEP(呼气末正压)
   C. VT(潮气量)及 f(呼吸频率)
   D. PS(压力支持)
   E. Flow(吸气流量)及 Trigger(触发敏感度)

(90~92题共用题干)

患者,男,55岁。其胸痛反复发作3年。现症见胸部刺痛,痛无定时,夜间尤甚,持续3分钟左右,病处固定,情绪波动后加重,时有心悸,舌质紫暗,脉象沉涩,心电图见ST段水平下降≥0.05mV,T波低平。

90. 其最可能的诊断是
   A. 肺癌
   B. 支气管扩张
   C. 心肌梗死
   D. 不稳定型心绞痛
   E. 肺结核

91. 其中医治法是
   A. 通阳泄浊,豁痰开痹
   B. 活血化瘀,通脉止痛
   C. 益气活血,通脉止痛
   D. 滋阴益肾,养心安神
   E. 益气壮阳,温络止痛

92. 治疗首选的方剂是
   A. 补阳还五汤
   B. 真武汤
   C. 左归丸
   D. 血府逐瘀汤

E. 右归丸

(93～95题共用题干)

张某,泄泻20余年,诊为溃疡性结肠炎。其稍进油腻或生冷之品则大便次数增多,水谷不化,脘腹胀闷不舒,面色萎黄,肢倦乏力,纳食减少,舌淡苔白,脉细弱。

93. 其中医证型是
   A. 湿热内蕴证
   B. 脾胃虚弱证
   C. 脾肾阳虚证
   D. 肝郁脾虚证
   E. 阴血亏虚证

94. 其中医治法是
   A. 清热利湿
   B. 健脾利湿
   C. 疏肝健脾
   D. 健脾温肾
   E. 滋阴养血

95. 治疗首选的方剂是
   A. 白头翁汤
   B. 参苓白术散
   C. 胃苓汤
   D. 痛泻要方
   E. 驻车丸

(96～100题共用题干)

患者,男,67岁。既往有慢性肾炎病史12年。半月前,其肺部感染后出现明显身体不适,恶心、呕吐、头痛,自昨日起出现神志不清、谵妄、惊厥、抽搐等。家人送来就诊。现症见头痛,头晕,手足蠕动,筋惕肉瞤,抽搐痉厥。实验室检查:血肌酐 1126μmol/L,尿素氮 41.2mmol/L,血钾 6.4mmol/L,二氧化碳结合力 15.6mmol/L。

96. 其最可能的诊断是
   A. 急性肾衰竭
   B. 慢性肾衰竭氮质血症期
   C. 慢性肾衰竭肾衰竭期
   D. 慢性肾衰竭尿毒症期
   E. 脑出血

97. 其中医证型是
   A. 血瘀证
   B. 肝风证
   C. 水气证
   D. 湿热证
   E. 湿浊证

98. 治疗应首选的措施是
   A. 镇静止抽
   B. 腹膜透析
   C. 血液透析
   D. 肾移植
   E. 药物灌肠

99. 入院后,患者经治疗病情逐渐平稳,表现为倦怠乏力,气短懒言,纳呆腹胀,腰酸膝软,大便溏薄,口淡不渴,舌淡有齿痕苔白,脉象沉细。其中医治法为
   A. 补气健脾益肾
   B. 温补脾肾
   C. 益气固脱
   D. 利水消肿
   E. 滋阴潜阳

100. 若患者出现贫血,实验室检查血红蛋白 62g/L。治疗应首选的措施是
   A. 补铁
   B. 注射红细胞生成素
   C. 补充维生素
   D. 输血
   E. 口服叶酸

参考答案

基础知识

1. E	2. E	3. B	4. B	5. D	6. A	7. D	8. D	9. A	10. E
11. E	12. B	13. D	14. C	15. B	16. E	17. A	18. A	19. B	20. C
21. C	22. A	23. C	24. A	25. C	26. C	27. E	28. B	29. A	30. A
31. B	32. C	33. B	34. C	35. D	36. D	37. E	38. B	39. B	40. B
41. C	42. A	43. E	44. E	45. B	46. D	47. A	48. C	49. D	50. C
51. D	52. D	53. D	54. B	55. B	56. A	57. D	58. B	59. D	60. E
61. B	62. E	63. E	64. C	65. A	66. A	67. E	68. A	69. A	70. B
71. C	72. E	73. A	74. A	75. B	76. A	77. D	78. A	79. C	80. E
81. A	82. C	83. A	84. E	85. C	86. B	87. B	88. C	89. B	90. A
91. E	92. D	93. A	94. B	95. A	96. B	97. E	98. D	99. D	100. C

相关专业知识

1. C	2. D	3. B	4. A	5. B	6. D	7. B	8. B	9. A	10. C
11. E	12. C	13. B	14. E	15. E	16. D	17. A	18. A	19. C	20. E
21. C	22. D	23. E	24. A	25. B	26. E	27. D	28. E	29. C	30. E
31. A	32. D	33. E	34. C	35. D	36. E	37. C	38. A	39. C	40. C
41. E	42. C	43. C	44. A	45. E	46. B	47. B	48. A	49. B	50. E
51. A	52. E	53. B	54. E	55. C	56. B	57. D	58. B	59. D	60. C
61. A	62. A	63. B	64. C	65. C	66. E	67. A	68. C	69. C	70. A
71. A	72. D	73. C	74. B	75. A	76. B	77. E	78. D	79. B	80. A
81. A	82. E	83. B	84. E	85. B	86. C	87. C	88. B	89. A	90. C
91. E	92. B	93. A	94. D	95. A	96. C	97. C	98. B	99. C	100. D

专业知识

1. E	2. D	3. A	4. C	5. A	6. D	7. C	8. A	9. C	10. E
11. E	12. A	13. D	14. A	15. D	16. E	17. C	18. C	19. C	20. D
21. A	22. A	23. C	24. E	25. A	26. C	27. E	28. B	29. A	30. E
31. D	32. C	33. E	34. D	35. C	36. C	37. D	38. D	39. D	40. A
41. A	42. E	43. C	44. A	45. D	46. A	47. A	48. E	49. C	50. E
51. D	52. E	53. C	54. C	55. C	56. D	57. B	58. E	59. A	60. D
61. D	62. D	63. A	64. A	65. C	66. B	67. D	68. A	69. A	70. B
71. C	72. D	73. A	74. C	75. A	76. B	77. A	78. E	79. C	80. A
81. A	82. B	83. D	84. C	85. A	86. B	87. E	88. D	89. D	90. A
91. A	92. D	93. B	94. E	95. A	96. B	97. A	98. C	99. B	100. D

专业实践能力

1. D	2. E	3. D	4. E	5. A	6. C	7. E	8. A	9. D	10. B
11. B	12. D	13. D	14. C	15. A	16. E	17. D	18. B	19. D	20. D
21. C	22. B	23. C	24. C	25. E	26. D	27. B	28. E	29. E	30. A
31. E	32. D	33. B	34. C	35. E	36. C	37. D	38. C	39. D	40. C
41. D	42. C	43. C	44. B	45. C	46. E	47. A	48. C	49. A	50. E
51. B	52. A	53. C	54. B	55. D	56. C	57. C	58. B	59. A	60. B
61. B	62. E	63. A	64. D	65. E	66. A	67. E	68. A	69. D	70. B
71. E	72. E	73. E	74. A	75. E	76. E	77. A	78. D	79. C	80. C
81. A	82. D	83. C	84. A	85. B	86. D	87. E	88. E	89. C	90. D
91. B	92. D	93. B	94. B	95. B	96. D	97. B	98. C	99. A	100. B